語言病理學基礎
第一卷

曾進興　主編

高雄師範大學特殊教育系

作者簡介

鄭靜宜（第一章）

美國威斯康辛大學博士

國立高雄師範大學聽力學與語言治療研究所副教授

胡志偉（第二章）

美國德州大學阿靈頓分校實驗心理學博士

國立台灣大學心理系教授

顏乃欣（第二章）

美國德州大學阿靈頓分校實驗心理學博士

國立政治大學心理系教授

劉麗容（第三、四章）

美國加州聖地牙哥州立大學語言病理學博士

美國加州聖地牙哥州立大學溝通障礙系教授

美國加州聖地牙哥州立大學健康及人類服務學院副院長

曾進興（第五章）

美國威斯康辛大學語言病理學博士

國立高雄師範大學聽力學與語言治療研究所教授

盛華（第六、七章）

　　美國威斯康辛大學語言病理學博士候選人

　　國立台北護理學院聽語障礙科學研究所教授

曹英嬌（第八章）

　　美國威斯康辛大學語言病理學博士

　　美國內布拉斯加州大學助理教授

鍾玉梅（第九章）

　　輔仁大學教育心理系畢業

　　美國聖地牙哥州立大學溝通障礙系進修

　　台北榮民總醫院復健醫學部語言治療師

編者序

「溝通科學與障礙」（Communication Sciences and Disorders；簡稱 CSD）這個名稱是最近美國聽語學會（見 Asha，1995二月號，p·16）用來稱呼聽力和語言障礙的服務和研究的學科名稱。國人所熟悉的名稱是：語言治療和聽力檢查。這門學科所處理的對象，是和人類生活息息相關的「溝通」——其過程、其產物、及其缺陷。

無論是否為使用文字的社會，人們藉由口語來互通聲息已有非常漫長的歷史了。我們的悲哀、歡樂、苦悶和憤怒，隨著說話器官的運動而感染給他人。當然，更重要的是，我們也透過了言語，把協力分工的文明社會建立了起來。說話和聽話上的困難，把文明人的素質給拉低了許多。一旦失去了用話語溝通的能力，我們頓失滿足生活基本需求的憑藉。一個簡單的例子是，口吃患者常怯於在餐廳等公共場所與服務人員深入交談，退卻至某個安全但孤立的角落，這是語障患者採取的「適應」之道。CSD 兩大支柱之一的語言病理學，其任務也不外就是在協助各種溝通障礙患者，擁有更適切的能力、策略或裝具，來面對這個世界。

語言病理學基礎第一卷，是過去四年來，一個集體努力的成果，目的是針對「溝通科學與障礙」專業或相關領域的醫療與教育人士，提供一個兼顧本土性及國際觀的知識基

礎。第一卷涵蓋了一些廣泛性的主題，如聽語測量的信號與系統、文字辨認的過程、CSD 的歷史、語言評量與治療的原則、個案研究的意義；此外，還針對幾類障礙提出了深入淺出的分析，如嗓音異常、口吃以及語言發展異常，以這樣的廣度而論，當然是極其有限的；因此，我們計畫出版第二、第三卷，以彌補第一卷薄弱的涵蓋面。希望藉由此卷的出版，能夠引起更多讀者對於 CSD 的興趣，從而提昇本國CSD 的服務及學術水準。

曾進興

目錄

1

語音測量中的信號與系統

　　我們四周的自然環境充滿著各種物理刺激，例如有各種顏色的光，各種音調的聲音。身處於這些環境下，我們很自然地知覺到這些刺激，並且知道這些刺激所代表的意義。一個令人好奇的問題是，到底我們的感官、神經及大腦是如何將這些刺激加工處理而變成我們所意識到的訊息呢？要瞭解這些複雜的過程之前，我們必須先對兩方面的知識有個認識，那就是「物理刺激的性質」和「專門處理刺激的感官系統」。

　　一般來說，我們可將物理刺激視為一種「信號」（signal），而將我們的感官視為一套「系統」（system）。「系統」就是能將某種形式的信號處理成他種形式的信號的事物。簡單地說，信號即是系統所要處理的東西，而系統即是用以處理信號的東西。因此當我們想要瞭解一個系統的性質時，我們可將一已知性質的信號送入系統中，觀察系統將信號作怎樣的轉換，以獲知系統的特性。以後只要有任何已知性質的信號進入系統之中，我們都能預測出輸出信號的形態。

第一節　信號

　　何謂信號？信號就是指發生在真實世界中的一個物理事件，例如一個聲音或是一種符號等。聲音的產生，是因為空氣的粒子受到震動，而產生疏密不同分布的波動，稱為聲

波。如果我們觀察一支剛被敲擊過的音叉，我們可以在距離音叉不遠的一定點上，測得氣壓變化的型態，如圖一所示的正弦波。

圖一

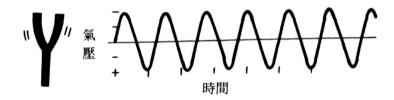

音叉產生的聲音皆爲「純音」（pure tone），其聲波的形式爲「週期波」，即波形呈有規則的重複。我們把它重複一次所花的時間稱爲「週期」（period），而波在一週期內所涵蓋的距離，稱爲一個「波長」。頻率（frequency）是空氣粒子在一秒之中完成來回振動的次數，單位是赫茲（Hertz, 或 Hz），亦稱 C.P.S.（cycles per second），一赫茲就是在一秒鐘的時間內振動一次的意思。

我們說話時，會有大小聲的差別，那是因爲我們說話時所產生的氣壓強弱不同之故。反映於正弦波的波形上則爲「振幅」（amplitude）的不同，聲波的振幅大聲音就強，振幅小聲音就弱。那麼，我們要怎樣才能算出一個波的振幅呢？有下列幾種方法：第一種方法是計算波在壓力爲零的參

考線上來回振動時離此中線的距離，即波的高度
（height），此種方法稱為「峰至峰」（peak to peak）
法。另一個方法是「均方根法」（root-mean-square,
RMS），即先計算各時間點上的音壓，再算其平方的總
和，求取總合的平均數後，再取其平方根。

「音強」（intensity）是指整個音波在一單位面積上壓
力的大小。音強與振幅有密不可分的關係。將波的振幅加以
平方，再乘以一個常數，就可得到音強。平時我們可使用
「分貝計」（sound level meter）來測量音強。

分貝（dB）是音強的單位，就像測量長度以公分為單
位一樣，但與長度測量不同的是，音強並無一絕對零點，而
是一個比較性概念。人類的聽覺系統對音強的敏感範圍相當
的大，並有一定範圍的音強敏感限制，因此分貝是一種比率
的對數值而不是一絕對量數。分貝可由下式定義之：

$$\text{dB 值} = 10 \log (I / I \text{ ref})$$

I ref 為參照音壓水準。例如，SPL（sound pressure
level）是標準參照音壓水準，即20 micropascals。I 表所測
量聲音之音壓，即為聲波的壓力，單位為達因/平方厘米
（$dyne/cm^2$）。

週期與頻率有很密切的關係，頻率是週期的倒數，因此
只要知道頻率，就可以推知一個波的週期。週期的單位是秒
或毫秒（ms）。另外，頻率與聲音的音調有關，頻率愈

高，聲音的調值也愈高。

除了可以從頻率、振幅與週期等三方面來觀察一個聲波外，我們還可以看它的「相位」（phase）。相位是一個波在其週期中起點的位置。兩個波可能具有相同的頻率、振幅與週期，但相位不同。圖二中的兩個聲波即有著不同的相位。兩個聲波的相位差介於0度到360度之間。如果兩聲波的相位一致，則稱爲 in phase，相位不同則稱 out of phase。

圖二

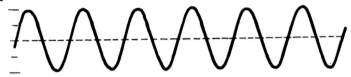

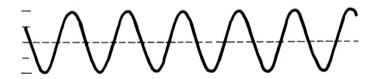

有些波雖然不是正弦波，但也是一種週期波，如鋸齒波（saw tooth）（圖三）、方波（square wave）（圖四）。準週期波（quasi-period），乃是非嚴格的週期波，只是波形呈現趨近或類似規則的重覆，大部份的語音訊號屬於此類。除了週期波外，還有許多非週期波（aperiodic wave），如白噪音（white noise），它包含所有頻率的

波，如果我們聽收音機，沒有選對頻道時聽到的沙沙聲，就是白噪音。

圖三　鋸齒波

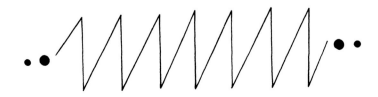

圖四　方波

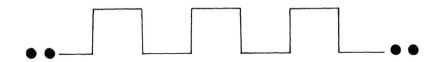

第二節　系統

系統就是能做一些運作處理的事物。系統能對輸入信號

（input signals）做一些處理和轉換，然後產生輸出信號（output signals）。譬如擴大器（amplifier）能將所有輸入信號皆放大某一倍數，此時擴大器即為系統的一個實例。

像擴大器這類的系統即是具有「同質性」（homogeneity）的系統，所謂的同質性是指系統轉換功能的一致性，也就是說，當我們要測試一個系統是否具有同質性，可將一固定頻率的正弦波送入該系統中，操弄輸入波振幅的大小，再看其輸出波的振幅是否與輸入之間呈現一固定的比例關係，以輸入振幅的大小為橫軸，輸出的振幅為縱軸，畫出如圖五的函數圖形。

圖五

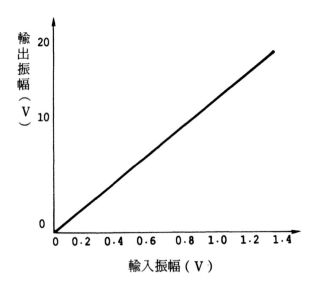

　　圖五呈現的是一條通過原點的直線，如果系統能將輸入信號大小做一定的改變，不改變其波形（如正弦波進入，出來仍爲正弦波），且輸出、入大小關係爲通過原點的直線，則即此爲一具有同質的系統。

　　我們的聽覺系統是否爲一同質性系統呢？首先，我們可以測試中耳（middle ear），中耳包括鼓膜（tympanic membrance）及鎚骨（malleus）、鑽骨（incus）、鐙骨（stapes）等三塊小聽骨。將中耳視爲一個系統，把聲音信號送入耳膜，將帶動三小聽骨的振動，此時我們可測量第三塊小聽骨即（鐙骨）的位移，並以此位移量爲輸出量，把輸出、入間的函數關係繪成圖六。由圖六可知，中耳爲一具有同質性的系統。

圖六

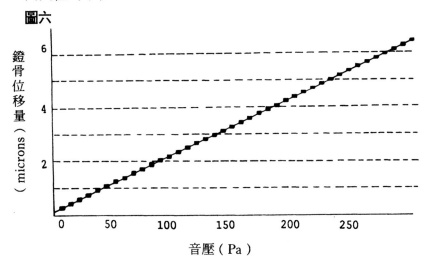

鐙骨位移量（microns）

音壓（Pa）

　　如果將中耳合併內耳成為一個較大的系統，而加以測試，則可以從鼓膜送入聲波信號，而以基底膜（ basilar membrance ）位移量為輸出信號，則可以得到圖七。

圖七

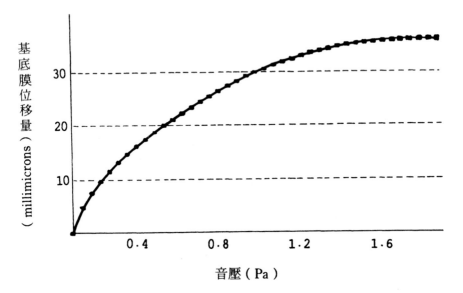

由於圖七它並非為直線的圖形，所以「中耳加內耳」的系統不具同質性，且為「飽和非線性」（ saturating nonlinear ）的系統。而什麼又是「線性（ linear ）系統」呢？簡單地說，線性系統是同時具有「同質性」和「可加性」（ additivity ）兩個性質的系統。可加性是指由兩個輸入相加的信號放入系統，此信號的輸出可以由這兩個信號各自放入系統所得到的輸出總和預測而得。如果某一系統為線性系統，則此系統同時具有同質性與可加性兩種性質。有些系統還具

有「時間不變性」（time invariance），即信號放入系統中，在時間向度上不會受到改變。

同時具有線性以及時間不變性的系統稱爲「線性時間不變性系統」（linear time-invariant system，簡稱爲 LTI system），對於這類系統而言，當我們知道該系統對某一正弦波輸入的反應，我們就可以推測出此系統對信號的改變功能，並可預測將其他信號送入系統，將會得到何種輸出。

第三節　系統的頻率反應

我們在上一節提過，LTI 系統是同時具有同質性和可加性的系統。當我們把正弦波放入一個 LTI 系統中，信號的頻率將不會受到影響，但是信號的振幅與相位卻可能受到改變。我們可以從振幅與相位兩方面來看系統的「轉換函數」（transfer function），即「振幅反應」（amplitude response）與「相位反應」（phase response）。

一、振幅反應

所謂「振幅反應」，即是以一固定振幅的正弦波放入一 LTI 系統中，觀察信號的振幅受到怎樣的改變，再改變其頻率，觀察其振幅的改變。此時我們用頻率值爲橫軸，輸出的振幅爲縱軸，可得到振幅反應的圖形，如圖八。

圖八

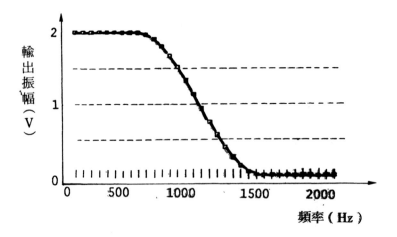

　　圖八所表示的是一個「低通濾波器」（low-pass filter）系統，當低頻波通過時，振幅不變，但當高頻波通過時，則會減小其振幅。如果系統只讓某一特定頻率帶的信號通過，則此頻率帶稱為「通過帶」（pass band），而其他無法通過的頻率地帶稱為「停止帶」（stop band）。這種系統稱為「帶通濾波器」（band-pass filter）。

　　振幅反應的大小可用輸出、入信號振幅大小的比值來表示。就某一頻率的正弦波而言，

$$A(f) = output(f) / input(f)$$

在以上的式子中，A（f）為振幅反應值，output（f）

乃是輸出信號的振幅，input（f）則是輸入信號的振幅。系統的振幅反應亦可轉換成分貝量表（dB scale），將 A（f）取對數再乘以20即可，亦即

$$20 \log A（f）= 20 \log \text{output}（f）/ \text{input}（f）$$

由此，如果系統將信號振幅放大，則振幅反應值（分貝量表）將大於零；若此系統將信號振幅減小，則振幅反應值會小於零；若輸出、入振幅大小一致，則振幅反應為零。

一濾波器的「通過帶與停止帶」的交界點稱為「臨界頻率點」（cutoff frequency point），然而自然界的濾波系統，如人耳與眼等感官，常無法找到明確的系統臨界頻率點，因為各頻率帶上振幅的消減狀況為漸進式的，而非突然陡變的。那麼我們要如何定義此點呢？我們可以將系統的振幅反應圖上最大的振幅反應值減少3分貝，其所對應的頻率值即為此濾波器的臨界頻率點。

即使兩個系統的臨界頻率點一樣，但它們的振幅反應衰減情形可能並不相同。例如，有些系統可能衰減得相當快，如此由頻率與振幅的關係圖上看起來將是比較陡的圖形，愈陡則愈接近理想的濾波器（ideal filter）。另外一些則呈現較和緩下滑的趨勢。如此我們要如何表示這些系統在「衰減」（roll off）趨勢上的不同呢？

我們必須先對「程階量尺」（octave scale）有個瞭解，程階量尺是一種加倍性量尺，如果從100赫茲開始，那

麼下一個程階（octave）就是200赫茲，再下一個程階就是400赫茲，再下一個程階就是800赫茲。這是一種等比遞增或遞減的關係。事實上，它是一個以二爲底的對數量表。如此即可用每個程階衰減的分貝量來表示一個濾波器系統的衰減情形。

當我們把兩個濾波系統串連成一個系統時，將發生何種狀況呢？當一個信號通過一低通濾波器之後再通過一高通濾波器（high-pass filter），可以預期的是信號的低頻帶與高頻帶都會被濾除，只剩中頻部份。此中頻地帶稱爲「通過帶」，其他不能通過的頻率帶叫「停止帶」。如此由兩個或兩個以上濾波器串連組成的系統，此即爲帶通濾波器。

每個帶通濾波器皆有其頻寬（band width）大小的特性。如何計算其頻寬呢？從頻率與振幅關係圖中的最頂點算起，以下3分貝處可得兩個臨界（cutoff）點，此二個臨界點所對應的兩個頻率值之差即爲此濾波器之頻寬（見圖九）。事實上，我們的外耳道即是一種帶通濾波器，其頻寬爲600赫茲，大致是位於3000赫茲到4000赫茲之間。也就是說，這個頻率帶的信號會比其他頻率的信號，相對地獲得增強，此即爲所謂的「共振」（resonance），而具此性質的系統就稱爲「共振系統」（resonant system）。

圖九

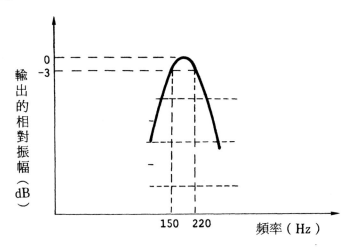

對於一個由多個濾波器串連組成的 LTI 系統而言，整體的振幅反應由個別濾波器的振幅反應值相加而得，而總體的振幅反應並不因其串連順序之不同而有所不同。

二、相位反應（phase response）

相反反應是系統對於輸入信號的相位加以改變的情形。一般而言，人耳對於相位的改變較不敏感。相位反應的表示法如下：

P（f）= output phase（f）－ input phase（f）

例如，某系統的相位反應　－90度，是指此系統將信號延後1/4週期的意思。

在一個「線性相位反應」（linear phase response）系統中，每個正弦波不管是何頻率，通過此系統總會延遲一段相同的時間，此系統的相位反應如圖十。

圖十

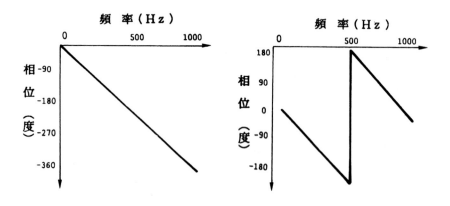

圖十中的右圖其實與左圖相同，由於右圖縱軸起點不同才使相位反應的圖形呈不連續狀。與振幅反應一樣，當兩個LTI系統串連成一系統時，輸出的相位正好是其個別相位反應輸出的總和。

總而言之，當我們要討論一個系統所具有的轉換函數時，必須要同時兼顧振幅反應與相位反應，如此我們才算對一個系統作較為完整的描述。

第四節 信號的頻率特性

在第一節裡，我們已大致提過一個音叉振動發出來的音是純音，即正弦波的波形，且只具有一種頻率。然而平常我們所聽到的聲音，卻沒有那麼單純，它們大多是由許多頻率和振幅不同的純音組合而成的，我們稱之為「複雜音」（complex tone）。當我們把一個複雜音拿來分析，把它解析成一個個的正弦波成份，這個歷程稱為「傅立葉分析」（Fourier analysis）。分析之後我們可以看到一個頻率最小的音，稱為「基音」，其所具有的頻率則稱為「基頻」（fundamental frequency），其他的頻率都是基頻的整數倍，叫做「諧音」（harmonic or overtone）。運用同樣的原理，我們也可以將不同頻率成份的正弦波合成在一起，即可在每個時間點上，將各波的振幅相加起來，形成一個複雜波或合成波，在工程上所用的語音合成技術，就是運用這個道理。對一個複雜波進行傅立葉分析，其結果可用一種叫「線型頻譜」（linear spectrum）的圖形來表示，如圖十一。

圖十一

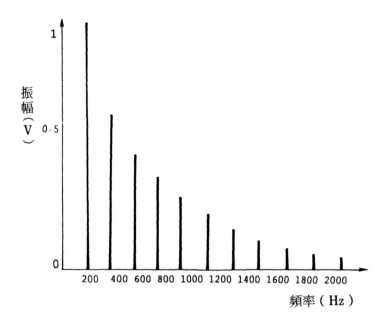

圖十一爲一個鋸齒波的「振幅頻譜」（amplitude spectrum），圖上縱軸代表振幅，橫軸座標表示各純音的頻率。圖上一條線就代表一個純音，可依據圖上振幅、頻率的訊息，把該純音畫成正弦波形。圖上第一條線，即頻率最低的那條，即爲基頻，第二條線代表第二諧音（second harmonic），第三條線代表第三諧音，依此類推。我們可以發現每個諧音的頻率皆是基頻的整數倍。而且每個諧音之間，必然是整數倍的關係，也就是我們不可能在100Hz與200Hz

中找到一個諧音，這是週期波的一個特性。總之，振幅頻譜可以用來表示一個複雜波中所具有的所有頻率成份，以及各成份的振幅。再者，我們可以把此圖加以整修一下，而把每個頻率成份上振幅的最高點由左至右一一連接起來，成一平滑線，這種圖形叫做「頻譜包絡」（spectral envelope），它就像一個封套一樣包在線型頻譜上面，如圖十二。

圖十二

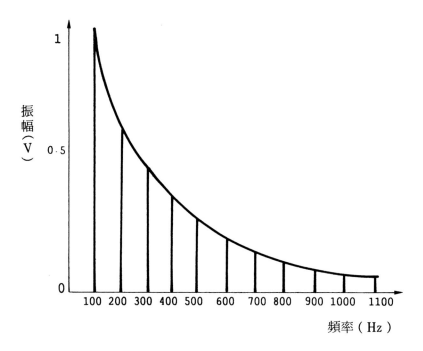

對於像語音一樣的非週期波而言，這種頻譜包絡就可用以代表非週期波的頻譜，因為非週期波的頻率很複雜，它可

能是遍布於各種頻率之中，因此用這種頻率包絡圖形來表示它最好，因爲它具有連續（continuous）的特性。

頻譜包絡能表現出「共振峰」（formants）的形態，所謂共振峰指的是當聲音通過一管子（如發聲腔道）時，受到管子長度影響產生共振，就有某些固定頻率的音被加強了，這些被特別加強的頻率成份，就稱爲「共振峰」，如圖十三。

圖十三

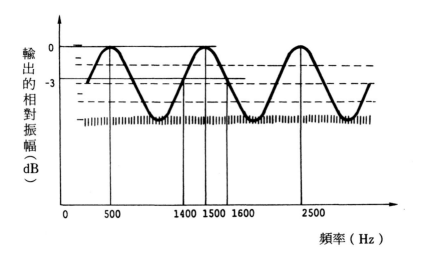

圖十三中就有三個共振峰，頻率分別是500Hz、1500Hz、2500Hz。運用計算帶通濾波器之頻寬的方法，我們也可計算此共振峰的頻寬。從共振峰的頂點往下降三個分貝，畫一條與橫軸平行的線，與此共振峰交於兩點上，此兩

相交點頻率值之差，就是這個共振峰的頻寬，如圖十三的第一共振峰的頻寬爲100Hz。

第五節 信號與系統

一個信號進入了一個系統之後會發生什麼事呢？由前面幾節中我們得知，一個系統有其特有的頻率反應以及相位反應。這個系統可能爲一高通濾波器，或低通濾波器，或帶通濾波器，或是一共振系統；在相位方面，也可能會對輸出信號加以改變。我們亦得知，一個複雜波可以分解成幾個簡單的頻率成份，表現於頻譜圖上。一個非週形波也可由頻譜包絡看出它的共振峰成份。

運用以上的道理，可以算出信號進入某系統之後其所輸出的信號型態。分析的方法有以下五大步驟：

第一，分析這個信號所具有的頻率成份，得到其共振頻譜圖以及相位頻譜圖。

第二，分析這個系統所具有的振幅反應以及相位反應，以及此系統的濾波器特性，如臨界頻率點。

第三，由步驟一中所分解出來的各個頻率成份，經過系統的篩濾，得到每個成份的振幅改變的狀況。如一個低通濾波器對一高頻振幅波而言，它是通不過的（即被過濾掉），則此頻率成份的振幅就已被改變爲零。

第四，將每個頻率成份波放入系統中，觀察各個成份波

相位被改變的樣子。

　　第五，將步驟三、四得出的各個輸出的波，加以合成，就能得到輸出波的波形，以及輸出信號的振幅頻譜圖及相位頻譜圖。

第六節　系統的時間特性

　　前幾節我們描述的都是有關信號或系統的頻率特性，其實我們還可以用另一個向度來描述系統或信號，那就是時間。當我們用時間來描述一個信號時，就可將信號的強度在時間點上的分配，畫成如圖十四的形式，即從某一時間點開始，持續一段時間後結束。

圖十四

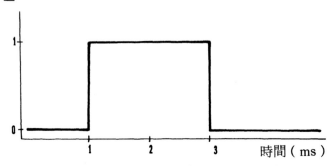

　　圖十四裡的信號延續了2秒。然而，當把這個信號放入某一系統時，信號的強度在時間向度上卻可能發生一些改變，如圖十五。

圖十五

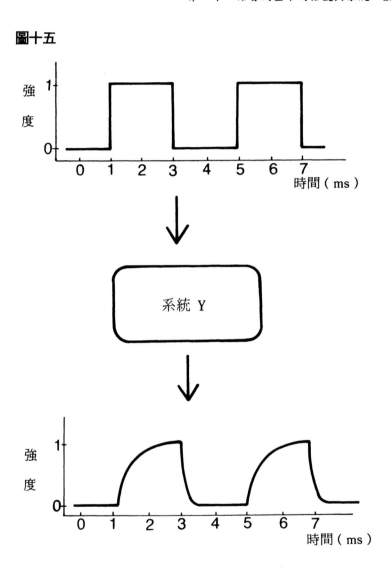

　　圖十五上的輸出信號在一開始時並不如原來的信號強，後來漸漸加強，至頂點後強度陡然下降，但並未如原信號一樣即刻消失，而是延遲了1/2毫秒後才完全消失。從時間向度上來看，此系統似乎會讓人覺得它比較遲鈍，如果繼續用其他不同振幅的信號放入此系統中，我們將會發現在時間向度上，此系統將信號結束延遲1/2毫秒的特性維持不變。此即爲系統的時間不變性。此爲 LTI 系統的特性之一。現在如果我們繼續把方波變窄，即信號持續的時距漸漸變短，使其最後變成爲「脈波」（pulse）；脈波是一種時間向度上無限窄且能量無限高的方波，又稱爲「脈衝」（impulse），它可以在瞬間發生並結束。事實上，任一信號於時間向度上皆是一個個脈波的組合。當我們把脈波信號放入圖十五顯示的系統時，在時間方面，信號一樣會延遲1/2毫秒才結束。脈衝的頻譜特性如白噪音一樣，能量散布於各頻率成份上，且各頻率成份的振幅皆一致；但脈衝與白噪音不同的是，輸出信號的相位是固定地保持在零度。由於信號於振幅與相位的不變性，因此當我們引導一脈衝進入一系統內，如果信號受到任何改變（無論是振幅反應或是相位反應），我們可以推論，此改變的由來是來自系統因素，並可容易地推算出系統的轉換函數，就是可利用脈衝反應（impulse response）得知系統特性。

　　直到目前爲止，我們共探討了三種測試系統特性的的方法。第一種是用許多不同頻率、相同振幅的正弦波送入系統中，得到振幅反應與相位反應。第二種是利用白噪音送入系

統內，得到系統的振幅反應。第三種則是使用脈衝送入系統，可同時得到系統的振幅反應與相位反應。

第七節　時間與頻率

　　信號在時間向度上表現出來的是波形（wave form），另一方面，在頻率向度上表現出來的則是頻譜（spectrum）。我們用脈衝反應在時間向度上描述一個LTI系統，於頻率向度則用振幅反應與相位反應來描述。其實對一個系統而言，波形與頻譜圖恰好是的信號一體兩面，傅立葉分析可將信號的波形轉變成頻譜，亦可將系統的脈衝反應轉成振幅反應與相位反應。相對地，此時若運用傅立葉合成，則又可將它們轉變回去。

　　對於濾波系統的選擇，我們常需要考慮到「解析度」（resolution）的問題。就一個窄頻濾波器而言，當一脈衝被送入後，信號會持續一段時間才漸漸消逝，即是能量的「散發」（damping）較慢，相反地，若被送入一個寬頻的濾波器中，能量會散發得相當快。因此在「時間解析度」（time resolution）上，寬頻濾波器較能忠實反映信號的時間特性。然而在「頻率的解析度」（frequency resolution）上，則正好相反。窄頻濾波器對於各種頻率成份較能敏感地區分出來，因此在頻率解析度上窄頻的優於寬頻濾波器。由此看來，窄頻與寬頻濾波系統於時間與頻率解析度上正好各

有所長。所以當我們需要對信號做頻率的分析時，最好選擇
窄頻濾波器；反之，當我們需要對信號在時間上作分析時，
寬頻濾波器則是較佳的選擇。

參考文獻

Baken, R.J. (1987) . *Clinical measurement of speech and voice.* Boston：College-Hill press

Kent, R.D., & Read, C. (1992) . *The acoustic analysis of speech.* San Diego：Singular.

Rosen. S., & Howell, P. (1991) . *Signal and system for speech and hearing.* London：Academic Press.

Speaks, C.E. (1992) . *Introduction to sound.* San Diego：Singular.

2

中文字的心理歷程

　　一個人的語言能力，可以經由「聽說讀寫」（註一）這四種相關，但不盡相同的途徑顯現出來。「說」和「寫」是用語言來表達意思，「聽」和「讀」則是接收語言所表達出來的意思。雖然聽和讀都是做接收（蘊含在語言中的）訊息的工作，但是因為它們憑藉的媒體不同，人們（註二）聽和讀的心理歷程會有些不同。本文的目的是介紹閱讀的心理歷程。

　　在前面短短的一段話中，心理歷程這個名詞出現了兩次。到底心理歷程是什麼呢？本文的第一節除了將以一些例子來說明心理歷程這個名詞的意義外，並將簡介心理學家是如何研究心理歷程的。第二節將討論聽和讀的不同點。在找出聽和讀的不同點後，第三節將針對閱讀心理歷程中的獨特之處，介紹有關的心理學研究與發現。

第一節　何謂心理歷程

　　讓我們來看下面這個句子。「這一行，實在很難。」乍看之下，這個句子的意思是「這一行字的意思，很難懂。」可是再看看，好像又不是那樣一回事。它的意思也可能是「這個行業，很不容易做。」這個例子很清楚的顯示，當我們由外界接收到一個訊息時，我們並不是一下子就完全了解這個訊息的意義。在「接收訊息」到「了解訊息」之間，我們會對這個訊息做許多工作，這些工作的成果便是我們對這

個訊息的了解（或誤解）。「心理歷程」指的就是人們對接收之訊息所做的工作。

　　心理歷程很隱微，我們無法直接觀察。因為人類在處理訊息時，會產生一些可被觀察的「外顯行為」（尤其，心理歷程有規律性，而外顯行為是心理歷程的外顯反應，所以外顯行為也會表現出頗強的規律性），所以將外顯行為的規律性找出來後，心理學家便可借以推論人類處理訊息的心理歷程了。也就是說，心理歷程是可以被研究及了解的。

　　為了發現外顯行為的規律性，心理學家需要設計及控制良好的實驗。在一般的閱讀實驗中，心理學家會呈現一些實驗材料（某種訊息）令受試者做反應（受試者對實驗材料處理歷程的外顯行為）。實驗時，心理學家有系統的改變實驗材料的特性，然後看這些改變對受試者的反應有什麼影響。以心理學的術語來說，實驗材料的特性是實驗的獨變項，受試者的反應是實驗的依變項。簡單的說，心理學家在實驗時所做的便是「操弄獨變項，觀察依變項」。例如，我們對一個中文字的熟悉程度便是這個字的一種特性。在一個研究字彙辨識的實驗中，心理學家可能會呈現一些受試者在日常生活中常常使用的字（稱為高頻字）及一些不常用的字（稱為低頻字）讓受試者朗讀，然後記錄受試者要用多少時間才能將一個字朗讀出來（稱為反應時間）。在這裡，字的熟悉度是實驗的獨變項，受試者對字的反應時間是實驗的依變項。

　　一般說來，心理學家在實驗中會同時記錄兩種依變項：受試者對實驗材料的反應時間，及受試者在反應時所犯的錯

誤。這是因為反應時間（從受試者收到一個訊息到他對此訊息產生某種反應之間的時間）會顯示心理歷程的複雜度，處理複雜的訊息所花的時間比處理簡單訊息的時間長；反應錯誤可以彰顯心理歷程中的某些環結。

除了前面例子（字彙辨識實驗）所用的方法外，還有兩種方法常被用來記錄閱讀的反應時間。第一種方法是將文章放置於某種儀器中（例如，電腦），一次呈現文章的一小部份（一個字，一個詞，一個句子，等等）讓受試者閱讀。在閱讀時，受試者可以自己控制文字呈現的時間。亦即，理解了儀器上面的文字後，受試者可以發出某種訊號（通常是按一個鍵）使儀器上的文字消失，並呈現新的文字。這樣心理學家便可以記錄受試者用於文章中的每一個字（或詞，或句子）的時間了。然後，透過對受試者特質和實驗材料特質的分析，推論為什麼受試者讀這個字（或詞，或句子）的時間比另一個字（或詞，或句子）的時間長（或短）。

另一種測量閱讀時間的方法是，呈現一篇文章讓受試者閱讀，然後記錄受試者在閱讀時的眼動情形。在主觀的感覺中，閱讀時，我們的眼睛似乎是很平穩的在文字上移動。其實，早在1879年，法國的眼科學者 Javal 便發現，在閱讀時，眼睛其實是以一種快速跳動的方式往來於文字之間（見 Just & Carpenter, 1987）；Javal 將這種跳動命名為眼動（註三）。當眼睛跳到一個新的凝視點時，它大概會在那停留250毫秒左右，然後再跳到另一個凝視點上。（1000毫秒等於一秒鐘。）凝視時，凝視點上的文字會落於眼睛的中央

凹（fovea）上；中央凹是視網膜上視神經最多，視覺最敏銳的地方。利用電腦，心理學家可以很精確的記錄受試者的眼動情形。這樣心理學家便可以了解，閱讀時，受試者都凝注於那些字上，及凝注的時間多長，等等，的訊息。

　　現在用一個實際的例子來說明心理學家是如何運用反應時間來推論閱讀的心理歷程。Aaronson 和 Scarborough（1977）在電腦螢幕上一字一字的呈現如下的句子（為了說明上的方便，本文以「///」指出子句的分割處，原本的實驗中並未呈現「///」的記號）：

Because of its lasting construction /// as well as its motor´s power /// the boat was of high quality。

　　受試者每看完一個字後，便按一個按鍵。按鍵後電腦就會呈現下一個字。結果發現，受試者會用較長的時間來讀子句分割處的字（亦即，「///」前的字）。這顯示，在閱讀句子時，子句可能是一個理解的單位。當讀完一個子句時，受試者會對它做較詳細的處理，故在子句的分割處會多用一些時間。

　　一個讀者的閱讀心態常會影響閱讀的歷程。很明顯的，在實驗中，一個存心「打混」的受試者和一個認真受試者的閱讀歷程絕對不會一樣。為了保證實驗的品質，實驗通常會包括一個理解測驗。這個測驗可能是一個自由回憶測驗，也可能是一個再認測驗。在自由回憶測驗中，受試者可以自

由，不依順序的，寫出他對實驗材料的所有記憶。在再認測驗中，實驗者給受試者一些和實驗材料有關的是非題或選擇題，受試者必需辨認出正確的答案。這些測驗可以在受試者讀完文章後，立刻進行（立即測驗），也可以延後舉行（延宕測驗）。受試者對文章的記憶（包括那些被正確保留下來的，那些被錯誤回憶出來的，以及那些被遺忘的訊息）也可以反應閱讀的心理歷程。

用一個實際的例子來說明如何運用錯誤反應來推論閱讀歷程。在半世紀以前，英國的心理學家 Bartlett（1932）做過一個很有趣的實驗（見 Anderson，1990）。他將一個流傳於加拿大西海岸的印地安傳說，寫成文章，讓英國的受試者閱讀。讀完後，受試者要回憶文章的內容。因爲文章中描述很多英國人不了解的情節及事物，故 Bartlett 發現，在回憶中，受試者常常扭曲原文的情節及事物，代之以他們所熟悉的英國習俗。其實這種扭曲原文的現象是閱讀理解過程中的正常產物。寫作時，作者不可能將和文章內容相關的訊息全部都寫出來。例如，一篇文章寫到「…小王回家吃飯…」，如果作者將和這句話有關的訊息全寫出來，他必須先講解「姓名學」（告訴讀者「小王」的意義），然後說明「家」的意義，再說明爲什麼要「吃飯」；這可能牽涉到「生理學」「植物學」「動物學」，等等。如此一來，一句話可能就需要用幾十本書來註解。作者當然不可能將所有相關的訊息全都放入文章中；事實上也不需要將所有的訊息放入，因爲一般人在讀「未加詳細註解」的文章時，好像並沒

有什麼理解上的問題。一般人到底是如何理解一篇只呈現部分資訊的文章呢？答案是，閱讀中有一個推論的歷程，讓讀者填補文章中沒有呈現的訊息。當推論錯誤時，便會產生扭曲原文的現象。因為推論是根據「我們的知識」來做的，所以 Bartlett 研究中的受試者會錯誤的以他們所熟悉的英國習俗來取代原文中的情節及事物。

第二節　聽和讀的差異

從許多角度來看，口語是人類最佳的溝通工具。說和聽的人不需依賴其它的媒介，不需面對面，就可進行溝通。（讀和寫需要紙筆，或其它的記錄媒介。手語需要看著對方的手勢。）說和聽的人甚至可以一邊溝通，一邊做其它不需要用到嘴巴和耳朵的事情。然而，口語仍然有缺點。（1）語音所能保持的時間很短。如果不用錄音機的話，它一下就消失了。（2）十八世紀的法國哲學家 Voltaire 曾說「寫是將聲音畫出來，越像越好。」但對中文而言，口語還有一個缺點；一個音要代表許多的字。在中文裡，一個音平均要代表十個字左右。所以從前在爭論中文拼音化時，才有「施氏食獅史」這類的文章。

雖然文字和語音並不是一一對應的，「文字是語音的記錄」的說法並無大錯。如從語言的三種層次（字詞，句子，以及由句子所組成的更大單位，例如，文章；註四）來看，

聽和讀在句義理解及文章理解這兩個層次上的心理歷程非常相似。在一個研究中，心理學家以「聽」和「讀」兩種方式，呈現文章讓大學程度的受試者理解，其後並測驗受試者對文章理解的程度（Palmer, MacLeod, Hunt, & Davidson, 1985）。結果發現，受試者在聽和讀兩種情況下的得分很相似。在聽的情況中得分高的受試者，在讀的情況中得分也高；在聽的情況中得分低的受試者，在讀的情況中得分也低。（以術語來說，聽和讀的分數間有很高的「相關」。）這個研究的結果顯示，聽和讀在句義理解及文章理解的心理歷程很相似。

在閱讀理解的歷程中，聽和讀仍有不同的地方。由下面兩個研究的結果來看，這個不同的地方是在字彙辨識的階段。在一些類似上述探討「聽，讀理解」關係的研究中，心理學家發現，在15歲前，教育程度越高的受試者，聽和讀的相關越高；但在15歲後，聽和讀的相關就穩定下來，不再因為教育程度的提高而提高了（Palmer, MacLeod, Hunt, & Davidson, 1985；Sticht, Beck, Haukem, Kleiman, & James, 1974）。造成這個結果的可能原因是，英文讀者認字的能力大約在15歲時達到精熟的階段。在15歲之前，受試者對語音的掌握比對單字的掌握好，而且這種差距在低年級的受試者中尤其明顯。隨著識字能力的提升，這個差距漸漸縮小。所以，在15歲以前，聽和讀的相關會隨著教育程度的提高而提高。15歲後，受試者認字的能力已經很成熟了，故聽和讀的相關便不隨教育程度的提高而提高。

　　另一個研究的結果也顯示，聽和讀的字彙辨識歷程可能有些不同。Hildyard 和 Olson（1978）發現，在實驗中參加「讀的情況」的受試者對文章的用字及文章細部內容的記憶較參加「聽的情況」的受試者好；後者較注意文章的整體內容。在聽的情況中，受試者要在短暫的聽覺訊息中完成字彙辨識的工作（拮取字義，以了解文章在講什麼）。字音很快消失的狀況會產生兩個結果。（1）受試者較無法控制理解的步調。因他無法選擇性的將注意力放在文章中的某些字上，故無法對文章的用字產生深刻的印象。（2）因為了解文章的主題不但是「聽文章」這個行為的目的，更可以幫助受試者預測文章中會出現什麼字，故受試者會更注意文章的主題。在讀的情況中，受試者可以用自己的步調，在穩定的視覺訊息中辨識文章中的字彙。所以他對文章的用字會產生較深刻的記憶。

　　知道聽，讀歷程的最大不同點後，下文將集中討論閱讀的字彙辨識歷程。因為它是閱讀歷程中較獨特的地方。

第三節　字彙辨識的歷程

　　現在讓我們來回想一下，我們的學字過程。在教我們認字時，父母或師長通常會一邊指著一個字，一邊唸著那個字的讀音。有時候，為了應付中文裡一音多字的情況，他們會將字音放在一個句子或一個詞的裡面來唸，以加深我們對這

個字的印象與了解。在學校裡，抄「生字」是低年級小朋友最常做的作業。常常，一個字要抄寫十幾二十遍。相信許多人都有趕暑假作業的經驗。那時，沒有人不暗恨中文字的筆劃為什麼這麼多。

但大家都這樣過來了。大家都是這樣子，一個一個的將中文字學起來的。雖然不自覺到底是何時和如何發生的，現在來看，中文字好像沒有那麼難了。一個字的寫法好像就該那樣，多一劃，少一劃，都顯得怪怪的。任何一個大學程度的人都可以輕鬆的，以極快的速度閱讀不涉及專門知識的文章，而不自覺自己是如何了解文章中的字的。根據估計，一般的美國大學生大約一秒鐘可以讀五個英文字。雖然心理學家對中文的閱讀速度沒有正式的研究，但如以「字」為計算的單位，一分鐘內能讀的中文字應該不只五個。（請見下文有關方聖平教授，Fang & Wu，1989，及 Perfetti & Zhang，1991，所做研究的討論。）更令人驚奇的，在這麼快的速度下，我們可以取得許多種有關這些文字的訊息。例如，它們的意義，讀音，在句中的文法角色，等等。到底我們是如何辨識中文字的呢？在本文中，作者將提出一個辨識中文字和詞的理論，並以這個理論來組織一些有關的中文研究。本文以認知心理學的觀點來討論字彙辨識的歷程。認知心理學家認為，一個人需要某些特別的知識（例如，字彙知識及一般知識）才能達成字彙辨識的工作，故在介紹字彙辨識的心理歷程前，本文先簡略的，由認知心理學的觀點，說明這兩種知識的組織及運用。

一、字彙知識及一般知識的組織與運用

認知心理學所探討的是人們從事各種認知技能（例如，下棋，寫作，閱讀，等等）的機制。因為一個人從事某種認知技能的能力，和他在這方面的知識有關，故認知心理學所探討的其實是人類知識的本質。從這個角度來看認知心理學的現況，我們會發現它的研究圍繞著三個主題發展。（1）訊息的取得：研究人們察覺與判斷出現在其週遭訊息之意義的歷程。（2）訊息的儲存：研究人類的記憶系統（例如，感覺記憶，工作記憶，長期記憶；要深入了解這些名詞的意義，請參考任何一本認知心理學的課本），以及訊息儲存在記憶系統中的形式。（3）訊息的運用：研究人們如何由記憶系統中取得訊息，如何將這些訊息和外界傳入的訊息統整，做出反應。

閱讀是一種語言活動，也是一種高等的認知技能。字彙辨識是閱讀的一個重要階段。探討字彙辨識的歷程必需要了解字彙的取得，儲存，及運用。因為存放於長期記憶中的字彙知識及一般知識，是字彙辨識時必需要用到的知識，故下文將先介紹這兩種知識的組織與運用。

㈠字彙知識

字彙和詞彙是文章最基本的組成單位。和這個層次有關的閱讀歷程包括：接收文字的視覺刺激，由記憶中的心理字

典（mental lexicon）內取得字彙或詞彙的意義（這個歷程被稱爲字彙或詞彙觸接，lexical access）。

　　心理字典到底是什麼，目前在理論上並無定論。有些學說主張，它是人類記憶的一個特別組織，儲存和語言有關的訊息（字和詞的意義，發音，文法的地位，等等）。然而，當一個人說他認識一個字（或詞）時，他對這個字（或詞）的了解是多方面的：除了這個字（或詞）的構形、讀音、意義之外，也包括它和其它相關概念的關係。爲了反應這個事實，有的學說認爲心理字典是「一般知識」的一部份。這種學說認爲，在記憶中，我們對字（或詞）的記錄是多方面的。以「筆」字來說，一般字典的解釋是「寫字的用具；記述」（文化圖書公司，民77）。然而在一般人的心中，「筆」除了是一種可用來寫或畫的物理實體，及書寫動作的指稱外，還帶有許多相關的訊息。大多數的讀者都知道下面幾種「筆」的特性：它的形狀（大都是長柱形的）；它是文具的一種，和「尺」、「紙」等有密切的關係；到那裡可以買到或取得，它大約的價錢，等等。除此之外我們還知道它在文法上的地位，例如「筆」是名詞，也可做動詞用（本例取自 Just & Carpenter, 1987）。

　　其實讀者可由下面的例句中看出上述兩種對心理字典的看法並無太大差異。例如：「那個人很中國」。這種代喩（metonymy）的用法在中文裡使用的非常廣。直覺上，「中國」這個詞的涵義不應該包括對「人的樣子」的形容。但是一般人仍然能夠根據他的一般知識（人有那些可被形容

的特質，他對中國的了解），來推測這句話的意義。也就是說，即便心理字典是獨立於一般知識之外的一個組織，我們仍然要用到一般知識才能理解字或詞的意義。所以本文採較廣泛的定義，認爲心理字典是一般知識的一部份。

　　心理學家認爲知識是以一種類似「網」的形式存在於記憶中（Collins & Loftus, 1975）。從閱讀的角度來說，字義應該是字彙最重要的特質。所以本文將以字義來講解記憶中的知識網脈。圖1表現「動物」「鳥」「麻雀」三個概念間的網狀關係。在圖中，網的結點用來比擬各個概念在記憶中的「記憶表徵」，而結點與結點之間的線就代表概念之間的關係。在平時，這些概念的記憶表徵雖然存在於人們的記憶中，但人們卻不覺得它們的存在。這是因爲一般的記憶表徵平時是處於靜止狀態的。用心理學的術語來說，它們的活動位階（activation level）很低。當某個記憶表徵的活動位階被提高到一個特定的程度時（稱之爲閾值，threshold），這個概念才會出現在人們的心中。當一個人看到一個字（或詞）時，這個字（或詞）記憶表徵的活動位階會被提高到閾值以上，所以他會了解它的意義（這是個簡略的說法，下文會有較詳細的交待）。在心理學中，這種現象被稱爲激發。因爲記憶表徵是「網」裡面的結點，當一個記憶表徵的活動位階提高時，它的位階能量會沿著「線」傳到其它相關的記憶表徵上，使這些記憶表徵的活動位階也跟著提高起來。所以當人們看到一個東西時，他會「聯想」到很多和它有關的訊息。

圖一　一般人心理字典中，一部分有關動物，鳥，麻雀的記
　　　憶。

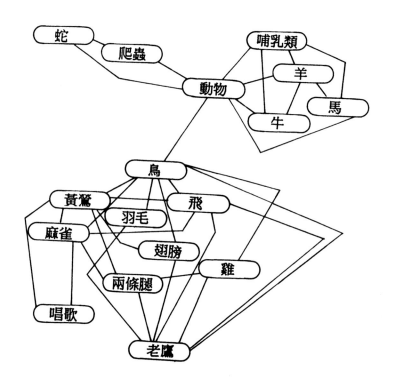

　　Meyer 和 Schvaneveldt（1971）的實驗可以證明這種
位階能量傳動的說法。他們呈現一對對（上下排列）的英文
字讓受試者判斷：是否兩個都是字。在實驗中，有一半的刺
激字對會引發「是」反應（兩個都是字），有一半會引發
「否」反應（兩個刺激字中有一個不是字，或兩個都不是

字）。引發「是」反應的刺激又分為兩類：兩個字是相關的
（例如 Bread‐Butter），及兩個字之間沒有關聯（例如
Nurse‐Butter）。實驗中，他們測量由刺激呈現到受試者
回答之間的反應時間，結果發現在「是」的反應中，受試者
對「相關字對」的反應比對「無關字對」的反應快。他們對
這現象的解釋是，當受試者閱讀字對中的第一個字時，位階
能量由這個字的記憶表徵向外擴散到相關的記憶表徵上。如
果第一和第二個字是相關字，第二字記憶表徵的活動位階因
為接受第一字傳來的能量，在實際閱讀之前就已經提高了；
故受試者在讀第二字時，很容易便將它記憶表徵的活動位階
提高到閾值以上，讓它到達意識的層面，以便做答。反過
來，如果兩個字之間沒關係，受試者處理第二字時，它記憶
表徵的活動位階仍然很低，故需要較長的處理時間才能將它
的位階提高過閾值。這個實驗的結果顯示，在心理字典中，
訊息的運用是以一種觸發的方式進行的。

㈡一般知識

　　一般人都有類似這樣的經驗：對某個學科越熟悉，就越
容易讀這一科的書籍或文章。也就是說當我們了解文章的背
景知識時，這些知識會幫助我們理解這篇文章的內容。現在
解釋為什麼會發生這樣的現象。

　　在人類的記憶中，知識的聯結並不是散亂無章的；而是
呈一種有組織的基模（schema）化狀態（胡志偉，民78b；
Schank, 1982）。基模是一種由多個小訊息所組成的大訊息

單位。我們可以用「問卷」來比擬基模的架構。在問卷中有許多「問題」，在問題後有許多「空格」等待填寫。通常，問卷中的問題彼此間都是有關係的；有時一題是另一題的子題，有時是互補的問題，等等。以「家」的基模爲例，一個家通常含有「成員」（雙親，兄弟姐妹，等），「住所」（房子，地址，環境，等等），而「房子」內又有「客廳」「卧室」「廚房」，等等。所以，基模其實是由其它較小的基模組成的。

在實際的生活中，構成一個家的成份可能和我們心中的基模不同。那是因爲，基模是一個理想化的典型概念。它是我們融合許多經驗，爲類似的事物所建構的基本模型。我們可以用它來理解週遭的環境，預測事情的演變。

所以一個字（或詞）字面的意義和其所代表之基模的不同點其實不大，前者較著重語言方面的訊息，後者較注重概念之間的關係；前者在意義上所涵蓋的範圍較無結構性，後者有較清楚的結構。圖二是一個簡化的「廚房」基模（修改自 Just & Carpenter，1987）。在眞實的記憶中，人類的知識可能並不是那樣整齊規律的，「一抽屜一抽屜」的儲存在像櫃子一樣的結構中。圖二只是要表現，「有關係的東西，在記憶中的聯結比較緊密」。

圖二　一個可能的廚房基模

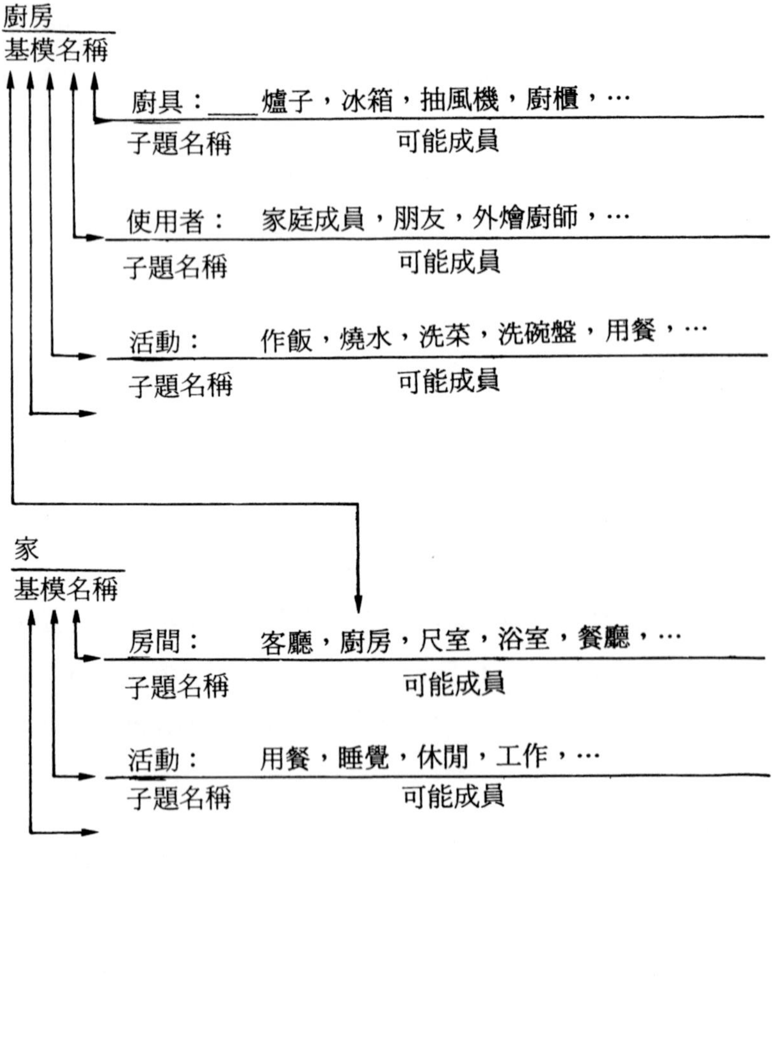

廚房
基模名稱

　　　　　廚具：＿＿＿爐子，冰箱，抽風機，廚櫃，…
　　　　　子題名稱　　　　　　可能成員

　　　　　使用者：　家庭成員，朋友，外燴廚師，…
　　　　　子題名稱　　　　　　可能成員

　　　　　活動：　　作飯，燒水，洗菜，洗碗盤，用餐，…
　　　　　子題名稱　　　　　　可能成員

家
基模名稱

　　　　　房間：　　客廳，廚房，尺室，浴室，餐廳，…
　　　　　子題名稱　　　　　　可能成員

　　　　　活動：　　用餐，睡覺，休閒，工作，…
　　　　　子題名稱　　　　　　可能成員

　　閱讀時，基模扮演幾種重要的功能。例如，推論功能。當我們在一篇文章中讀到「…小李回家後將飯菜熱一下…」時，我們可以根據廚房的基模推論「飯菜是冷的，小李在廚房中熱飯菜」。因爲具有推論的功能，故在閱讀時，基模也有「連接」的功能。例如當讀者讀到「…小李打開火爐…」時，文中不必明寫，讀者也可由基模推知「打開火爐」和「熱飯菜」之間的關聯。

二、字彙辨識的歷程

　　有關字彙辨識的理論很多。在此，作者綜合有關研究的發現，提出一個多層次字彙辨識理論提供讀者參考。〔**本理論的精神和 Glushko,（1979）以及 McCelland & Rumelhart（1981）所提出的英文字彙辨識理論相似。有興趣的讀者應該參考他們的文章。**〕多層次理論認爲，我們是依賴我們多年習字，閱讀的經驗，來分析呈現在視覺系統中的文字。一個有多年閱讀經驗的人，對常用字彙的構形有很深的記憶（本文以「字形記憶」稱呼之）。在長期記憶中，字形記憶並不是孤立存在的，它和字義與字音的記憶表徵，以及和其它形似的字形記憶之間均有或強或弱的聯結。

　　圖三是本理論的圖示，展現中文字彙辨識的心理歷程。這個歷程的起點是對「文字」的視覺刺激做構形分析。構形分析不是一筆一劃進行的，是以一種多層次的方式，同時收錄及分析呈現於視覺刺激中的各種構形（例如，詞的形狀，

字的形狀，字的部件，常用的筆劃組合，以及中文字的基本
筆劃，等等）。當一個字出現在我們的視覺系統中時，會引
發以下的結果。（1）蘊含於這個字中的各種構形會分別激
發它們在記憶中的字形記憶。例如，「好」這個字，因為
「女」「子」和「好」均是常用的字彙，故長期記憶中存有
它們的字形記憶。所以當我們看到「好」時，「女」「子」
和「好」的字形記憶同時受到激發。（2）這些被激發的字
形記憶又會去激發和它們形似的字形記憶。（3）字形記憶
會收到由形似字的字形記憶傳來的回饋激發。例如，「女」
可能會激發「媽」「好」「如」「奴」等形似字的字形記
憶。當這些字的字形記憶被激發後，它們又會激發組成它們
的部件，以及和它們相似的字形記憶。「女」是它們的部
件，故「女」也會受到激發。（4）被激發之字形記憶的活
動位階有高低的差異。因為字的熟悉度與回饋激發的影響，
有些熟悉度高及接受許多回饋激發的字形記憶會有較高的活
動位階。（5）被激發的字形記憶間，會產生相互的抑制，
使對方的活動位階降低。（6）某些被連續激發的字形記憶
會有較強的活動位階，而且它們對其它字形記憶的抑制力也
較高。所以最後總會有一個具有最高活動位階的字形記憶，
先使和它相聯之的字音與字義記憶表徵的活動位階超過閾
值，到達意識的層面。這些字音與字義記憶表徵會被當做文
字辨識的結果，並在以後的閱讀歷程中，和其它字的辨識結
果進行句意和文章內容的整合工作。

圖三　一個簡單的多層次理論的圖示。方塊代表某種心理機
　　　制。方塊上方標明該機制的名稱，下方說明機制的功
　　　能，右半部簡示機制的內容。雙箭頭（⇒）代表訊息的
　　　流向，單箭頭（→）代表「激發」或聯結的方向。本圖
　　　以「好」字來顯示字彙辨識時，長期記憶中所可能發生
　　　的激發情行。

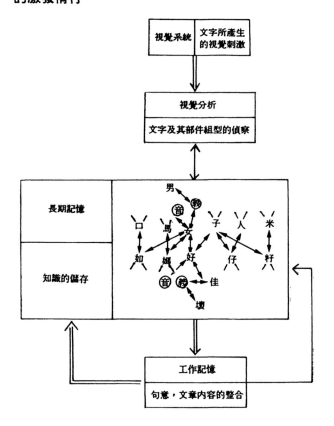

　　下文將以五段的篇幅，引用有關的研究結果來證實，並進一步說明多層次理論的細節。這五段分別討論「構形分析」，構形分析時，字形的「多層次交互激發」，「字形，字音，字義等記憶表徵的激發順序」，「詞彙辨識」，以及理論「檢討」。

三、構形分析

　　在進入正文前，先講一個很有趣的實驗。實驗中，Treisman（1986）在每個實驗嘗試（註五）中，都會呈現一張卡片給受試者看。在這張卡片上有兩個用黑筆寫的阿拉伯數字（例如，5和8），及三個用色筆寫的字母（例如，一個紅色的 X，一個綠色 O，一個藍色的 T）。這些符號被安排成一行，數字在兩旁，字母在中間。實驗時，受試者要先唸數字，然後再說出三個字母是什麼，以及是用什麼顏色寫的。因為卡片呈現的時間很短（大約200毫秒），故在受試者數字還沒唸完前，卡片就消失了。在回答時，受試者所能根據的只是他們對字母（在很短暫的觀察下形成）的記憶。實驗發現，許多人在回憶時，都能正確的講出卡片中有那些字母，有那些顏色；但是，他們常會犯一種叫做錯覺組合（illusory conjunction）的錯誤。受試者會將字母的顏色對調（例如，受試者說他看到一個綠色的 X，一個藍色 O，和一個紅色的 T）。錯覺組合似乎顯示，看東西時，我們的認知系統會先將組成這東西的原件拆開（在上述的實驗中，受

試者將字母的顏色和形狀拆開），然後再在後來的處理過程中，將這些原件重新組合成正確的物件。在上述的實驗中，因為唸數字的工作干擾到處理字母的過程，故在字母的顏色和形狀分別收進其認知系統中後，在受試者還沒進行原件組合前，卡片就消失了。所以受試者雖然能正確的說出卡片中有那些字母和顏色，但卻不知道它們的正確組合。回憶時，他們只能猜測字母和顏色的組合方式，猜錯時，就產生錯覺組合的現象。

　　也許有人會說，顏色和形狀的性質非常不同，所以它們較容易在訊息處理的過程中分離。事實上 Treisman（1986）也發現，圖形的原件也會在訊息處理的過程中分離。實驗時，她很快的呈現圖4a,b,c 三個圖形中的一個圖，讓受試者決定其中是否有 $ 的符號存在。結果發現，任何一個圖都會引發受試者「有」的反應。這顯示受試者會將圖4b 中的 」，＼，s 分離。在整合時，當受試者錯誤的將 ＼和 s 融合時，便發生錯覺組合的現象。有趣的是圖4c。看起來△是一個完整的圖形。但是由實驗的結果來看，受試者會將△中的三條線分離，並且會將其中的一條線和 s 融合成 $ 。這些實驗的結果顯示，人們在分析視覺訊息時，至少包含構形分析（將訊息「解離」）及構形融合（將解離之原件「整合」）等兩個階段。

圖四　Treisman 研究中的實驗材料（摘自 Treisman，1986）

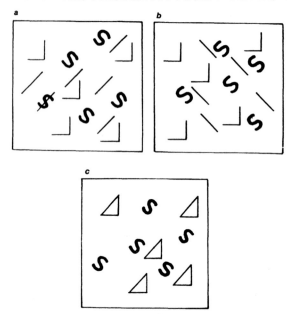

　　辨識中文字時，會不會包含一個類似上述的「構形分析」階段？答案是肯定的。吳璧純和方聖平（民77）用類似Treisman 的研究方法，快速呈現類似「5波路8」這樣的刺激，讓受試者先讀數字，再問受試者是否看到「跛」。研究發現，很多受試者會答「是」。這顯示，受試者錯誤的將「波」左邊的部件和「路」左邊的部件的組合。也就是說，中文字在字彙辨識的歷程中也會被解離成較小的成份；當辨識歷程受到干擾時，中文字也會有錯覺組合的現象。

　　字形解離的現象也可用不同的途徑顯現出來。本文的第

一作者曾有下面的經驗。當他在短時間內，多次的讀某一個原本認識的字後，這個字就變得怪怪的，變得好像很陌生的樣子。這個現象可能就是因爲辨識文字時，部件解離所造成的。因爲在字彙辨識的過程中，解離的部件（通常也是一個字）和字的本身發生競爭，讓人不知那一個才是正確的反應。黃榮村（Huang, 1984）曾經在實驗室中，用實驗的手段引導受試者產生類似的現象。他讓受試者看一些由兩個左右並列部件所構成的中文字（例如，「好」由「女」和「子」構成）。實驗時，他將兩部件間的距離（2.45mm）安排得較正常書寫時的距離（0.16mm）大一些，然後要受試者說出他們在看這些字時，字的部件有沒有「獨立」出來的感覺。結果發現，當刺激字爲低頻字，但其組成部件爲高頻字時，最容易引發部件分離的感覺。

　　如果在字彙辨識的過程中，眞有這麼一個多層次的構形分析，將文字解離的階段，我們要問，除了「一」「二」「人」等簡單的字外，大多數中文字的構形都可做多種的分析。例如，一個五劃的字有27種不同的筆劃組合。當筆劃增加時，筆劃組合的數目會成「爆炸式」的增加。構形分析時，是否所有可能的組合都會被分析出來？還是只分析一部分較「突出」的組合？另一個我們要問的問題，高層字形和低層字形間激發的順序如何？一層次的字形記憶激發後，對其它層次的分析會產生什麼影響？

　　構形分析時，那些「字形」會被分析出來的問題可從方聖平和吳璧純（Fang & Wu, 1989）的研究中找到答案。在

一個實驗中，她們在每個實驗嘗試中，都呈現兩個刺激給受試者看，第一刺激爲一個字，第二刺激是兩個字和兩個阿拉伯數字的組合（四個符號一列橫排，數字在兩旁，文字在中間）。當第二刺激出現時，受試者要先讀數字，然後決定第二刺激中有沒有包含第一刺激中的那個字。結果發現，當第二刺激呈現的時間很短，且第二刺激中兩個字的筆劃可以組合爲第一刺激字時（例如，第一刺激爲「舌」，第二刺激爲「禾」和「古」），受試者會產生錯覺組合的現象；雖然第二刺激中的兩個字和第一刺激的字都不同，但受試者也會說「是」。類似的，當兩個第二刺激字的部首可以組合爲第一刺激字時（例如，第一刺激爲「没」，第二刺激爲「波」和「役」），受試者也會產生錯覺組合的現象。

　　這個實驗的結果顯示，不論是字的偏旁，部首，或是字的筆劃，都有可能在構形分析中被分析出來。這似乎更加深了前面所說，做構形分析時可能會發生的「爆炸式增加」的疑慮。Fang 和 Wu（1989）研究中的另一些實驗結果顯示，我們的疑慮是多餘的。因爲做構形分析時，只有一部分較「突出」的字形會被分析出來。她們用兩種中文字爲實驗刺激，比較它們引發錯覺組合的機率。第一種字爲「部件字」（例如，「化」），這種字不但本身是一個由部件所組成的字（「化」由「人」和「匕」組成），它也是其它字的部件（例如，「花」「貨」「靴」「訛」，等）。另一種是「單獨字」（例如，「作」），這種字不做其它字的部件。實驗發現，單獨字比部件字容易引起受試者產生錯覺組合。

這顯示組成單獨字的部件之間凝聚力較差，所以比較容易解離。

　　為什麼組成部件字的部件之間有較高的凝聚力呢？顯然的，這個凝聚力和組成部件字的「部件」無關。因為組成部件字的部件也可以用來組成單獨字。（例如，「人」是部件字「化」的部件，也是單獨字「作」的部件。）一個可能造成部件字的部件之間凝聚力高的原因是，部件字出現在閱讀物中的機率比單獨字高。部件字的本身是一個合法的中文字，所以它們會出現於讀物中；部件字可做其它字的部件，那些含有它們的字，也有可能出現於我們的讀物中。比較起來，我們看到部件字的機率比看到單獨字的機率高。所以我們對部件字的字形較熟悉，在記憶中它們的活動位階也較單獨字高，所以在和其部件競爭的過程中，較易取得優勢，先達到字彙觸接。

　　在接受上述的解釋前，我們要問，基本筆劃（點，捺，撇，等）出現於每一個字中，它們的活動位階豈不應該最高？在辨識的歷程中，豈不是每個字都要被解離成基本筆劃？不是的。平常閱讀時，構形分析可能只會分析字最高一兩層的構形。為什麼我們在字彙辨識時，只分析字最高一兩層的構形呢？有兩個可能的原因。（1）每個物件都有一些獨特的特徵；這些特徵使該物件和其它的物件不同。（2）人類透過物件的特徵來辨識物件。在認知系統中，分析物件的特徵要花精力，而人的精力是有限的，故在演化的過程中，人們「學著」只處理物件最必要的特徵；而記憶是處理

過程的「副產品」。所以人們對物件的記憶通常是該物件的獨特特徵。因為字最獨特的特徵是它的整體形狀，所以在閱讀時，我們並不常注意到字的基本筆劃，它們在我們記憶中的活動位階並不高。

這種說法可由胡志偉的一個研究中得到支持。他讓受試者畫出他們記憶中，一元，五元，及十元硬幣的圖樣（每種錢幣畫兩個圖，人像面及面值面），並比較他們使用三種錢幣的相對機率，及注明錢幣的顏色。結果發現，受試者除了對錢幣的大小及顏色有較深的記憶外，他們幾乎不知道錢幣上的圖樣。而且受試者對錢幣的使用機率（機率由大到小，依次為十元，一元，五元）不影響他們對錢幣圖樣的記憶。和記憶有關的是，我們在使用錢幣時，處理其特徵的方式。因為我們只需要依靠錢幣最明顯的特徵（大小和顏色），就能將它們分辨出來。所以在使用錢幣時，我們只注意到這些特徵；這些特徵便在我們的記憶中留下深刻的印象。對那些沒有被注意到的特徵，我們的記憶是很微弱的。

綜合這節所引用的研究顯示，字彙辨識時，文字中的一些字形會被激發出來。我們接下來要問，這些字形被激發後會產生什麼結果。在此先給答案，激發的字形記憶會去激發和它們相聯的字形，字音及字義的記憶表徵。Fang, Horng 和 Tzeng（1986）讓受試者朗讀三類字，並記錄其反應時間與錯誤率。這三類的字分別為：（1）聲旁表音性高的字〔例如，拒。所有含「巨」的字（例如，距，鉅，炬，等）都發「巨」的音〕；（2）聲旁表音性低的字（例如，碑。

「碑」的發音雖和其聲旁「卑」一樣；但「卑」的表音性不一致，「牌」就唸「排」，而不唸「卑」）；（3）不規則的形聲字（例如，「抽」；它的發音和「由」不同）。在控制字頻（字的熟悉度）的情況下，這三類字的朗讀反應時間應該相似；但實驗發現，第二及第三類字的反應時間比第一類的字慢，錯誤率也較高。有趣的是第一和第二類字的差異。這二類的字都是「規則的形聲字」，所以造成二者不同的原因應該不在字「本身」。一個可能的原因是，在字彙辨識的歷程中，有許多字形相似的字（在心理學中，這些字被稱為「實驗刺激字」的「鄰居」）被激發起來了。因「聲旁表音性低」的字會激起一些「字形相似，發音不同」的鄰居，故這些鄰居會形成干擾（抑制刺激字記憶表徵的活動位階或不同的字音間相互競爭），使反應時間變慢。

綜合本節，在字彙辨識時，我們會多層次的，同時分析字的字形。被分析出的字形通常是我們常常接觸的字，因為這些字在我們的記憶中有較高的活動位階，較容易被激發出來。被分析出來的字形又會去激發和它們相聯的各種記憶表徵。

四、多層次交互激發

從上面的討論我們知道，構形分析是在文字的各種構形層次同時進行的。因為各種字形在記憶中的活動位階不同，所以各層次的字形被分析出來的先後不同。現在討論，先被

分析出來的字形對分析其它字形的影響。

早在1886年，Cattell 便發現一種被稱為字優效果的現象（見 Johnson, 1981）。在字優效果的研究中，研究者很快的呈現刺激材料，令受試者辨識材料中的字母。研究發現，當字母（例如 D）出現在「有意義字」（例如 WORD）中時，受試者對這個字母的辨識表現比它「單獨呈現」或出現在「無意義字」（例如：ORWD）中好（Johnson, 1975）。因為受試者在「字」的情況中，表現的最好，故這個現象被稱為字優效果。產生字優效果的可能原因是，在字彙辨識時，文字高層字形（字的「整體」字形）比低層字形（字母的字形）先辨識出來。被辨識出的高層字形即而激發低層字形，使字母的活動位階提高，變的比「未激發前」容易辨識。所以構形分析是一種「多層次交互激發」的形式。

鄭昭明（民70）曾經探討中文的字優效果。在實驗中，每個實驗嘗試均由三個元素組成：注意訊號（一個聲音，提醒受試者注意螢幕），目標項（一個字或詞，呈現6.6毫秒），兩個反應項（兩個字或兩個詞，受試者必須在它們中選出目標項）。實驗的獨變項為目標項的種類（眞字，假字，非字），字頻（高，低），與筆劃（多，少）。結果發現眞字（例如：他）的辨識比率高於假字（例如：祂）（類似英文的字優效果），假字又高於非字（例如：也亻）。這顯示，中文的字彙辨識歷程也是多層次交互激發式的。

　　假字的辨識比率高於非字是一個非常有意思的發現，值得深入的探討。首先，假字和非字都不是字，故都不可能存在心理字典中。也就是說，假字的優勢應該不是前面討論字優效果時，所說的「高層分析」所造成的。鄭昭明（民70）認爲產生假字優於非字現象的原因是「…非字，在瞬間顯露下，比前者（假字）在部件的分析產生較大的困難…」。鄭昭明認爲這是因假字合乎中文六書的規則，即中文讀音可透過這個規則的幫助辨識中文字，故產生假字的字優效果。這種說法也有一些根據。吳敏而（見曾志朗，民80）發現，小孩子對字，非字，假字的區辨能力和他們將來的認字能力有正相關。這顯示中文字的構字規則確實有心理的眞實性。有關這方面的中文研究不多，尙待進一步的研究。

　　在一般的情況中，字的高層字形會比低層字形先辨識出來。有時候，字的低層字形也有比高層字形先激發的情形。胡志偉（Hue，1992）用類似 Fang 等人（1986）的方法研究音旁的規則性與一致性對受試者朗讀中文字的影響。他發現在高頻字中，音旁的規則性與一致性不影響朗讀的反應時間，但在低頻字中，這些是決定朗讀反應時間的重要因素。因爲常常有受試者用不規則低頻字中的聲旁做反應。例如，刺激字是「躂」，但受試者常常會先讀「達」，發覺不對時，再改讀「踏」。「達」的字頻較「躂」高。故胡志偉認爲除了「鄰居」外，構成字的部件在字彙辨識的過程中也會被激發出來，而且有時會比刺激字還先激發出來。

五、字形，字音，字義的激發順序

　　在字彙辨識的歷程中，字形比字音和字義先激發是大多數研究的共同發現。Flores d'Arcais（1992）在研究中比較中文字形和字義的激發順序。實驗時，他每個嘗試呈現兩個刺激給受試者。第一個刺激是一個筆劃簡單的字（例如，「舟」）。第二個刺激是一個筆劃較複雜的字：這個字可能是一個以第一刺激為部件，且有意義關聯的字（形似義似字；例如，「船」）；也可能是一個以第一刺激為部件，但沒有意義關聯的字（形似義異字；例如，「般」）；還可能是一個形異義異字：用「船」的一部分破碎筆劃的組合為第一刺激字，所以相對於第一刺激字，「船」是個形異義異的字。形異義異的情況是用來彰顯「形似義似」及「形似義異」第一刺激字對「第二刺激字」的影響效果。實驗控制第一刺激出現後，隔多久第二刺激才會出現；短間隔為60毫秒，長間隔為180毫秒。受試者在實驗中的工作是，盡快的將第二刺激字讀出來。實驗發現，在短間隔，「形似義似」和「形似義異」的情況中，受試者讀第二刺激的速度比「形異義異」的情況快。在長間隔時，「形似義似」和「形異義異」沒有差異，但在「形似義異」的情況中，受試者處理第二刺激的速度變慢。從這個實驗的結果，我們可以做兩個推論。（1）字形的激發比字義快。這可由受試者對「形似義異」情況的反應看出。在短間隔時，字形的記憶表徵便被激

發了，所以在「形似義異」情況中，受試者處理第二刺激的速度變快。在長間隔時，第一刺激字的字義記憶表徵也被激發了，因為激發出的字義和第二刺激不同，所以發生干擾作用，使受試者反應變慢。（2）支持作者上面所說的，並不是所有的筆劃組合都會在構形分析中分析出來。這點可由受試者對「形異義異」情況的反應看出。在「形異義異」情況中，第一刺激是第二刺激一部分筆劃的組合，但卻不會影響受試者對第二刺激的處理。

　　用另一種實驗的方法，Perfetti 和 Zhang（1991）也得到字彙辨識歷程中，字形的記憶表徵比字音和字義的記憶表徵先激發的結論。在研究中，他們先測量受試者辨識中文字速度的閾值。（以閾值速度呈現刺激字，受試者正確辨識這個字的機率為50％。）在實驗中，他們以閾值速度呈現第一刺激字，然後跟著呈現第二刺激字（呈現30毫秒）。依照和第一刺激字的關係，第二刺激字可分為四種。以「視」這個第一刺激字來說明：「事」為同音第二刺激字，「現」為形似字，「看」為義似字，「清」為比較字。受試者在實驗中的工作是，說出第一刺激是個什麼字。實驗的邏輯如下，如果在受試者辨識出第一刺激字之前，該字就消失了，則當第二刺激字的特徵和字彙辨識時所使用的特徵相合時，第二刺激應該會幫助受試者辨識第一刺激字。實驗發現，和比較字對照，形似字會幫助受試者辨識第一刺激字（辨識的正確率提高），但其它兩類的字對第一刺激字的辨識都沒有幫助。這結果顯示，字形分析是字彙辨識的最早階段；所以字形的

記憶表徵比字音和字義的先激發。

由 Perfetti 和 Zhang（1991）研究的另一實驗結果，我們可以推斷字音和字義的激發順序。他們將前述實驗的兩個刺激顛倒呈現，先呈現原實驗的第二刺激（例如，呈現「事」「現」「看」「清」中的一個字），再呈現第一刺激（例如，「視」）。在本實驗中，受試者要說出「本實驗的」第二刺激是個什麼字。（在上例中，受試者要說出「視」來）。實驗時，Perfetti 和 Zhang 有系統的改變（本實驗）第一刺激字的呈現時間，看那一種字會使受試者對第二刺激的反應變好。實驗顯示，當第一刺激字的呈現時間為20毫秒時，受試者在「形似字」「音似字」「義似字」和「比較字」等四個情況中的表現相同，但當第一刺激字的呈現時間為50毫秒時，受試者在「形似字」「音似字」和「義似字」情況中的表現比在「比較字」的情況中好。綜合 Perfetti 和 Zhang 兩個實驗的結果來看，字形的記憶表徵大約在視覺刺激呈現後，20到30毫秒間激發，字音和字義的記憶表徵大約同時的在視覺刺激呈現後，30到50毫秒間激發。

六、詞彙辨識

「中國語向來被稱為單音語，就是因為大多數的詞都是單音詞…（王力，民76，p.309）」。其實王先生指的是「以前」的情形。受到西洋文化的影響，及白話文的盛行，中文的語法發生了不少變化。其中一個變化是詞的複音化。

根據一項統計（Hue, Tzeng, & Liang, 1993），在經常使用的中文詞中，近乎50％的詞是雙音詞，在較少使用的詞中，雙音詞的比例更高達98％。因為中文字是書寫單位的關係，閱讀材料所呈現的視覺刺激並未提供充足的「線索」讓讀者判斷詞的分界。在書寫單位（字）和意義單位（詞）的衝突下，研究詞彙辨識的歷程就變得更有趣了。這類研究中最明顯的一個問題是，詞彙辨識是否需要先經過「字」彙辨識的階段。亦即，是否需要（1）先將（組成詞的）字辨識出來，（2）然後再將這些字組合成詞。

在 Just, Carpenter 和 Wu（見 Just & Carpenter, 1987）的實驗中，他們追蹤受試者讀中文文章時的眼動情形。結果發現，受試者眼睛凝視在文字上時間和字的熟悉度成反比（讀常用字的時間較讀不常用字的時間短）：這顯示受試者在閱讀時，會去辨識文章中的「字」。他們也發現，詞的熟悉度也會影響受試者的閱讀時間；顯示受試者也可用「詞」來理解文章。

在胡志偉（民78a）的研究中，他發現詞的辨識不一定要經過字彙辨識的階段。他以常用及不常用的中文雙字詞及四字詞為實驗材料，探討「字彙辨識」的詞優效果。實驗時，受試者的工作是，朗讀詞的第一個字。結果發現，當刺激字是呈現在高頻詞中時，受試者朗讀該字的時間較呈現在低頻詞中的字快；另外也發現，受試者朗讀呈現於雙字詞中之刺激字的速度較呈現於四字詞中的快。類似的結果也在後來的研究中重覆驗證（胡志偉，民80）。實驗所發現的詞優

效果顯示，中文詞也能影響字的辨識，也就是說，在高頻詞情況下，詞可能比（組成該詞的）字還要先激發。

另外，胡志偉（民78a）也發現一種詞劣效果。在實驗中，受試者的工作是在一屑96字的短文中找「反置詞」。實驗發現，如果將一個詞中的兩個字反置（例如：「普遍」變為「遍普」），受試者偵測出它們的機率會小於反置的非詞（例如，將「…一家業者則…」中的「者則」變為「則者」）；亦即，實驗發現，在詞的情況下，受試者偵測反置詞的表現比較差。在胡志偉（民80）後續的研究中，用更廣泛的實驗材料（三篇論說，三篇敘述文），重覆驗證詞劣效果的發現。為了解釋產生詞劣效果的原因，他提出幾個假設。（1）詞彙辨識也是一個多層次的交互激發歷程。所以，當詞先被激發出來時，它會幫助字的辨識，產生詞優效果。（2）因為中文書寫的方式是可由左到右，由右到左，由上到下，所以在人們的記憶中，存有「各種詞」的字形，且各種字形都能夠激發詞義的記憶表徵。（3）閱讀的主要工作是理解文章的意義。當受試者完成一個詞的辨識後，他便停止分析該詞的下層字形，開始讀文章中其它的字了。這是為什麼受試者會不察反置詞的原因。當反置詞是一個「非詞」時，因非詞不會激發任何記憶表徵，故受試者會分析組成它的字，並發現它們是反置的。綜合顯示，中文字詞的辨識歷程應該也是一種交互的，多層次激發的歷程。

七、檢討

　　從上文中所呈現的研究來看，當一個字（或詞）呈現時，受試者會在這個字（或詞）的視覺刺激中抽取各種顯形的文字組型。這些文字組形可能是字（或詞）的本身，也可能是構成這個字（或詞）的部件，筆劃組合。這些分析出的字形會激發和它們相聯的記憶表徵，而這些記憶表徵又會激發和它們有關聯的記憶表徵。所有被激發的記憶表徵都會影響讀者對刺激字（或詞）的分析。這樣一來，文字辨識的歷程就成為一個多層次交互激發的過程。最先被激發，且激發程度最高的記憶表徵便形成讀者對刺激字（或詞）的了解；受試者在實驗中的反應往往也是根據這個了解來做的。

　　在理論上，多層次理論還有一些不清楚，及和現有研究發現不符合的地方。例如，根據本理論，當部件的熟悉度比字本身還高時，這個部件會比字先激發出來。而這個先被激發部件的音應該會在字彙辨識完成前出現。雖然這個預測在胡志偉（Hue, 1992）的研究中得到支持，但在 Perfetti 和 Zhang（1991）的研究中則否。另外，在字彙辨識歷程中，是否所有的「鄰居」都被激發了，還是只有一部分被激發？等等的問題都還不清楚，有待進一步的研究。

第四節 結論

本文的目的是介紹閱讀的心理歷程。因爲篇幅的關係，作者將討論限制於閱讀歷程中較「獨特」之處。爲了找出閱讀的獨特之處，作者分析聽和讀之間的差異。結果發現，在聽和讀的心理歷程中，二者在字彙辨識的階段較不相同。爲了使讀者了解本文的推論邏輯，及本文所引用的研究，作者分幾處介紹心理學的基本概念。第一節介紹了心理歷程的研究方法。第三節介紹認知心理學家對人類認知的基本想法。

然後，作者提出了一個字彙辨識的理論。該理論認爲，人類的知識是一個聯結的網脈，有關文字的知識也在這網脈中。在網脈中，知識的聯結反應學習的歷程。以文字而言，一般有多年閱讀經驗的人會保有中文字（或詞）各個階層的字形知識，及它們的字音和字義。閱讀時，字（或詞）各種層次的字形會被分析出來；分析出的字形又會激發記憶中相聯的記憶表徵。而被激發的記憶表徵又會回饋影響文字構形的分析。這樣一個多層次交互影響，交互激發的機制形成中文字彙辨識歷程的核心。

註解

註一　一般用中文寫的科技性文章，往往給人很難懂的感覺
　　　（包括本文作者的文章）。造成這個現象的原因，除
　　　了文章內容生澀及作者文筆不佳外，可能還有一個原
　　　因。中文的科技詞彙往往太長。因中文書寫單位
　　　（字）和意義單位（詞）的衝突，太長的詞彙往往不
　　　容易斷詞。為了解決這個現象，本文做了一個嘗試：
　　　將太長的詞用引號括起來。希望借著引號的標示能夠
　　　幫助讀者斷詞。在本文中，第一次出現的科技詞彙與
　　　五個字以上的詞均加注引號。除上外，作者希望讀者
　　　特別注意的地方也以引號標示。這是一個嘗試，我們
　　　很希望知道你的看法。如蒙指教，請以信件和作者聯
　　　絡。謝謝。

註二　本文用了六種對「人」的指稱。「作者」指的是撰寫
　　　本文的人。「讀者」指的是閱讀本文的人。因為研究
　　　人類的心智活動和行為是心理學的一個最重要的目
　　　的，故心理學所研究的對象大都是「人」。參加心理
　　　學實驗的人被稱為「受試者」。在本文中作者用「心
　　　理學家」來指稱研究閱讀的人。其實，有許多種「學
　　　家」都在研究和閱讀有關的題目。為了簡單起見，作
　　　者一律以心理學家稱之。最後，作者用「我們」和

「人們」來泛指一般的人。

註三　眼動的英文字爲 saccade。

註四　在聽或讀一篇文章時，字彙辨識，句義理解及文章理解這三個層次並非相互獨立的，也可能不是依「字彙→句義→文章」這種順序進行的。因受試者對文章內容的理解（或期望）可能會影響他對句義的分析，相同的，受試者對文章內容及句義的了解也可能會影響他對字彙的分析。

註五　一個實驗嘗試（trial）是指，在實驗中，實驗者引發受試者做指定反應的實驗安排。

參考文獻

文化圖書公司（民77）。文化標準國語辭典。台北市。

王力（民76）。中國現代語法（下冊）。台中市：藍燈。

石瑞儀（民75）。文字閱讀中字形——字音關係對字彙觸接歷程之影響。台大碩士論文。

吳璧純，方聖平（民77）。以中文字形的概念區辨性探討字詞辨識的基本單位。中華心理學刊，33, 9-19。

林宜平（民72）。漢字「形」「音」「義」的比對：一個語音轉錄的字彙觸接模式。台大碩士論文。

何大安（民78）。聲韻學中的觀念和方法。臺北市：大安。

胡志偉（民78a）。中文詞的辨識歷程。中華心理學刊，31, 1-16。

胡志偉（民78b）。經常與不常從事活動之記憶。中華心理學刊，31, 91-105。

胡志偉（民80）。中文詞的辨識歷程：一個詞優與詞劣效果的研究。國科會獎助論文。

連韻文（民74）。中文唸字歷程的探討聲旁的語音觸接作用。台大碩士論文。

陳烜之（民73）。閱讀中文時對部件偵測歷程。中華心理學刊，26（1）, 29-34。

陳烜之（民76）。閱讀中文時的單字偵測歷程。中華心理學

刊，29（1），45－50。

曾志朗（民80）。華語文的心理學研究：本土化的沉思。楊中芳，高尚仁合編：中國人，中國心：發展與教學篇（pp.540－582）。臺北市：遠流。

曾志朗、洪蘭（民67）。閱讀中文字：一些基本的實驗研究。中華心理學刊，20，45－49。

鄭昭明（民70）。漢字認知的歷程，中華心理學刊。23（2）。137－153。

蔡佳蓉（民80）。中文詞意觸接歷程中單字形碼，音碼的角色。台大碩士論文。

謝娜敏（民71）。中文「字」與「詞」的閱讀與語言轉錄。台大碩士論文。

Aaronson, D., & Scarborough, H.S. （1977）. Performance the ories for sentence coding： Some quantitative models. *Journal of Verbal Learning and Verbal Behavior,* 16, 277－304.

Anderson, J.R. （1990）. *Cognitive psychology and its implication.* New York： Freeman.

Cazden, C. （1976）. Play with language and meta－linguistics awareness： One dimension of language experience. In J.S. Bruner, A. Jolly, & K. Sylva （Eds.）, *Play： Its role in development and evolution* （pp.603－608）. New York： Basic books.

Cheng, C.M. （1992）. Lexical access in Chinese： Evidence from automatic activation of phonological imformation. In H.C. Chen & O.J.L. Tzeng （ Eds. ）， *Language processing in Chinese* （ pp.67.92 ）. North – Holland：Elsevier.

Collins, A.M., & Loftus, E.F. （ 1975 ）. A spreading – activation theory of semantic processing. *Psychological Review*, 82, 407 – 428.

Conrad, R. （ 1964 ）. Acoustic confusions in immediate memory. *British Journal of Psychology*, 55, 75 – 84.

Fang, S.P., Horng R.Y., & Tzeng. O.J.L. （ 1986 ）. Consistency Effects in the Chinese character and pseudo – character naming tasks. In H.S.R. Kao & Hoosain （ Eds. ）, *Linguistics, psychology and the Chinese language* （ pp.11 – 22 ）. Hong Kong：The University of Hong Kong.

Flores d ' Arcais, G.B. （ 1992 ）. Recognition of Chinese characters. In H.C. Chen & O.J.L. Tzeng （ Eds. ）, *Language processing in Chinese* （ pp.37 – 66 ）. North – Holland：Elsevier.

Glushko, R.J. （ 1979 ）. The organization and activation of orthographic knowledge in readig aloud. *Journal of Experimental Psychology：Human Perception and Performance*, 5, 674 – 691.

Gough, P.B. （1972）. One second of reading. In J.F. Kavanagh & I.G. Mattingly （Eds.）, **Language by ear and by eye.** Cambridge, MA： MIT Press.

Healy, A.F. （1976）. Detection errors on the word： the Evidence for reading units larger than letters. **Journal of Experimental Psychology： Human Perception and Performance**, 2, 235－242.

Healy, A.F. （1980）. Proofreading errors on the word： the New evidence on reading units. **Journal of Experimental Psychology： Human Perception and Performance**, 6, 45－57.

Healy, A.F., & Drewnowski, A. （1983）. Investigation of boundaries of reading units： Letter detection of misspelled words. **Journal of Experimental Psychology： Human Perception and Performance**, 9, 413－426.

Healy, A.F., Oliver, W.L., McNamara, T.P. （1987）. Detecting letters in continuous text： Effect of display size. **Journal of Experimental Psychology： Human Perceptin and Performance**, 13, 279－290.

Hildyard, A. & Olson, D.R. （1978）. Memory and interference in comprehension of oral and written discourse. **Discourse Processes**, 1, 91－117.

Huang, J.T. （1984）. Peictptual reparability and cohesive

processes in reading Chinese words. In HS.R. Kao & R. Hoosian（Eds.）, Psyological studies of the Chinese language（98. 57 - 74）. Hong Kong：Chinese language society of Hong Kong.

Hue, C.W.（1992）. Recognition processes in character naming. In H.C. Chen & O.J.L. Tzeng（Eds.）, **Language processing in Chinese**（pp.93 - 107）. North - Holland：Elsevier.

Hue, C.W., & Erickson, J.r.（1988）. Short - term memory for Chinese Characters and radicals. **Memory and Cognition**, 16, 196 - 205.

Hue, C.W., Tzeng, O.J.L, & Liang, M.Y.（1993）. **Recognition processes of transparent and opaque Chinese compounds**. Unpublished manuscript.

Johnson, N.F.（1975）. On the function of letters in word identification：Some data and a preliminary model. **Journal of Verbal Learning and Verbal Behavior**, 14, 17 - 29.

Johnson, N.F.（1981）. Integration processes in word recognition. In O.J.L. Tzeng & H. Singer（Eds.）, **Perception of print：Reading research in experimental psychology**（pp.29 - 63）. Hillsdale, NJ：Erlbaum.

Just, M.A., & Carpenter, P.A.（1987）. **The psychol -**

ogy of reading and language comprehension.
Newton, MA： Allyn and Bacon.

Kleiman, G.M. （1975）. Speech recoding in reading. *Journal of Verbal Learning and Verbal Behavior*, 14, 323 – 339.

Kuhn, t.S. （1962）. *The structure of scientific revolutions*. Chicago： University of Chicago Press.

McClelland, J.L., & Rumelhart, D.E. （1981）. An interactive activation model of context effects in letter perception： Part I. An account of basic findings, *Psychological Review*, 88, 375 – 407.

Meyer, D.E., & Schvaneveldt, R.W. （1971）. Facilitation in recognizing pairs of words： Evidence of a dependence between retrieval operations. *Journal of Experimental Psychology*, 90, 227 – 234.

Palmr, J., MacLeod, C.M., Hunt, E., & Davidson, J.E. （1985）, Information processing correlates of reading. *Journal of Verbal Learning and Verbal Behavior*, 24, 59 – 88.

Perfetti, C.A., & Zhang, S. （1991）. Phonological processes in reading Chinese characters. *Journal of Experimental Psychology： Learning Memory, and Cognition*, 17, 633 – 643.

Rayner, K., & Pollatsek, A. （1989）. *The psychology*

of reading. Englewood Cliffs, NJ： Prentice－Hall.

Schank, R.C. （ 1982 ）. *Dynamic memory：A theory of reminding and learning in computers and people.* New York： Cambridge University Press.

Seidenberg, M.S. （ 1985 ）. The ime course of phonological code activation in two writing system. *Cognition*, 18, 1－30.

Seidinberg, M.S., & McClelland, J.L. （ 1989 ）. A distributed, developmental model of visual word recognition and naming. *Psychological Review,* 96, 523－568.

Selfridge, O. （ 1959 ）. Pandemonium：A paradigm for learning. In D.V. Blake, & A.M. Uttly （ Eds. ）, *Proceddings of the symposium on the mechanization of though processes.* London： Her Majesty ' s Stationery Office.

Sticht, T.G., Beck, L., Hauke, R., Kleiman, G., & James, J. （ 1974 ）. *Adding and reading：A developmental model.* Alexandria, VA： Human Resources Research Organization.

Treisman, A. （ 1986 ）. Features and objects in visual processing. *Scientific American*, 255, 106－115.

Treisman, A. & Gelade, G. （ 1980 ）. A feature－integration theory of attention. *Cognitive Psychology*, 12,

97 - 136.

Tzeng, O.J.L., Hung D.L., & Wang, S.Y. （1977）. Speech recoding in reading Chinese characters. ***Journal of Experimental Psychology： Human Learning and Memory***, 3, 621 - 630.

Xu, Y. （1991）. Depth of phonlogical recording in short-term memory. ***Memory and Cognition***, 19, 263 - 273.

3

溝通障礙專業的歷史與前瞻

　　聽語科學是一個富有團隊精神的學科，參與者包括學術研究及臨床診療人員。與聽語科學有關的領域，包括心理學，認知科學，人類學，教育學，神經科學，語言學，物理學，生物學，解剖生理學，工程學和醫學。若欲透澈理解人類溝通行為及其障礙的本質，沒有這些學科的配合做為後盾，則無以盡其功。而臨床工作的範圍涵蓋這些類別：聲音障礙，韻律失調，失語症，語言學習障礙，聽覺障礙等。此一學科的宗旨在於描述及解釋個體成長過程中，語言、說話及聽力的正常發展形態，並探討發生於不同年齡階段的功能失常，變異或障礙，其終極目標乃是企圖為溝通障礙患者提供合適的治療服務。

　　人類溝通障礙的存在，在古代的文獻上早有記載，而醫療界則是第一個面對溝通問題的專業。醫師在十九世紀時，就已詳盡的描述此類障礙，並提供診療措施。一些具有歷史性的人物，如 Von Bekesy, Broca, Heschel, Wernicke, 以至 Freud, 對語言及說話的知識之累積，有十分重要的貢獻。即使到了今日，從醫療角度去描述及診治的模式，仍可看到早期醫療專業的影響。其他模式，特別是從心理學出發的角度，則已大大改變了聽語界的面貌。

第一節　歷史演進

　　聽語科學是門相當嶄新的學科，1920年代開始自立門

戶，原因是人們體認到溝通問題的複雜性與廣闊性，必須由高度訓練的專業人員來處理。1921年一群來自不同專業的有心人士，群聚在愛荷華大學討論溝通障礙。稍後一位研究音聲與聽覺的有名心理學者 Carl Emil Seashore 創立了言語病理學（speech pathology）。1924年，Lee Edward Travis 獲頒言語病理學的第一個博士學位。

聽語界起初的發展相當緩慢，到了1950年代中期，美國聯邦政府為了改善教學與研究，而提供了不少的經費，使得聽語科學得以穩定地成長。1949年全美共有六十六個溝通科學障礙系，到了1991年成長為二百二十五個（Glattke，1990）。

早在1925年，三十位對聽語有興趣的人士，在美國愛荷華州愛荷華市聚會，籌組了一個名為「美國言語矯正學會」（American Academy of Speech Correction）的組織，當時這些人士分別來自不同的學科背景，如心理學，小兒醫學，精神醫學，教育學，兒童發展等。到了1940年代，在 Max Steer 領導之下，學會成立了「教育標準小組」（Educational Standards Committee），訂下標準，把會員分成三類：（1）普通會員，（2）有證書的會員（certified member），以及（3）榮譽會員（fellow；需持有博士學位及有顯著成就者）。到了1960年代，學會改制，定下兩類會員資格：（1）學士基本會員（basic member，需有學士學位及一年經驗）；（2）高級會員（advanced member，需有碩士學位及三年工作經驗）。基本會員必須有一個擔保人，而

高級會員則具有擔保人的資格。高級會員必須通過筆試和口試；口試是在每年年會時舉辦，由四位考官主試。1966年學會開始草擬第一個全國性普考的方案，命名爲「語言病理學及聽力學全國考試」（National Examination on Speech Pathology and Audiology； NESPA），1968年開始施行。（1969年學會主辦了一次特別的考試，允許學士及非會員或得資格。）此一考試方案一直延用至今，口試部份則已取消。NESPA 現由位於 Princeton 的 ETS（Educational Testing Service）來主持。目前美國的聽語專業人員，具有碩士學位，通過 NESPA，再加上九個月的實習（Clinical Fellowship Year，CFY），則可獲頒「臨床能力證明」（Certificate of Clinical Competence； CCC）。未來的趨勢是，聽語人員必須獲有 CCC 才能工作。目前美國聽語學會也正積極討論臨床博士學位（Clinical Doctorate）的可行性。

　　早在1960年代，美國聽語學會就非常注重會員之學術水準與職業道德，爲了落實這個工作，學會組織「教育標準委員會」（Educational Standards Board； ESB）以審核大學，研究所的條件是否符合學會制定的標準。ESB 的這項工作，艱難沉重；在本文的撰稿時，二百五十所美國大學的五十一所正在進行申請審核的過程中。PSB（Professional Services Board）負責審查大學附設聽語診所的工作狀況，包括設備，學生資格，指導員資格，費用及訓練方式等。經這兩個委員會審核合格之後，即發給「合格證明」；如有不

合格者即停發合格證明直到缺點改善之後，才能恢復資格。PSB 之規定常因時代的需要而做調整，絕非墨守成規。

美國聽語學會自成立之後，一再更改會名，從「美國言語矯正協會」（American Speech Correction Association）以至「美國言語及聽力學會」（American Speech and Hearing Association），到了七十年代又更名為「美國言語，語言及聽力學會」（American Speech – Language – Hearing Association）正式承認「語言」的重要性。「語言」之所以受到重視，原因之一是由於1960年代末期，有二十五萬名被診斷為具有「學習障礙」（learning disability）。許多學童的家長主張學童需要接受語言治療，因而促成語言的研究不斷增加，成為一股主流。

大多數的早期學會會員，對口吃及構音障礙最有興趣，之中有些本身即是口吃患者，如 Charles Van Riper 等便是。七十年來，口吃方面的研究，雖有突破，但是口吃的障礙，似乎無法完全根治。構音障礙的現象，導致學者對一般的發音過程，產生研究的興趣，這方面的研究包括聲學（acoustics），言語知覺（speech perception），言語生理學（speech physiology）等領域。其中有一有名的著作，Lee Edward Travis 所撰的《語言心理學》一書，為一不可缺之作。關於音聲方面的研究，最早源自十八世紀德國醫生喉頭（laryngeal function）方面的探索。這方面的探索仍持續進行，在測量儀器的研發上，也不斷的推陳出新。電話的發明人貝爾，對聽語研究的貢獻，更是功不可沒。目前在新澤西

州的「貝爾實驗室」（Bell Laboratories）是聽語研究的一個重鎮，「聲紋分析儀」（spectrography）即在該中心發展出來的。1947, Potter, Kopp 及 Green 合寫了《看得見的語言》（Visible Speech）一書，本意即是為聽障者提供「視覺可見的言語」。

　　美國在二次大戰結束後，許多復員軍人罹患聽障及腦傷，使得聽語專業再度拓展它的領域，包含了神經病源學（neurogenesis）及失語症學（aphasiology）。雖然在歐洲，失語症問題在十八世紀即有文獻記載，但是大戰之後，在美國抓起一陣熱潮，以測試工具而言，從 Porch Index of Communicative Ability（PICA）, Minnesota Test, Boston Diagnostic Aphasia Examination（BDAE），以至80年代的 Communicative Ability of Daily Life（CADL），測試的工具一直在演進之中。

　　1969年，美國聽語學會會長 John O'Neil 主張加強教育，因而使得聽語學碩士班如雨後春筍般，大量成立。目前美國有二百五十所以上的大學設有碩士班課程，五十所設有博士班。愛荷華大學（Univ. of Iowa），威斯康辛大學（Univ. of Wisconsin），俄亥俄州立大學（Ohio State University），伊利諾大學（Univ. of Illinois）等校是其中歷史最悠久的幾所大學。

　　Seashore 早期在 Iowa 聽力檢查器（audiometer），後來售予「西方電子」（Western Electronic）。一直到了1970年代，聽力檢查師才開始參與助聽器的配置。兩位美國

聽語學會前會長 Yantis 及 Moll 在華盛頓草擬由聽力檢查師
負責的助聽器配置方案，其中說明此項服務，不以營利為目
的。1970年代以後，聽力復健（aural rehabilitation）的工
作，也大大的展開；如何善用助聽器方面的文獻也多了起
來。

　　70年代以來資訊科技大幅進展，電腦的普及，對醫學的
貢獻，成績斐然。電腦斷層掃描（CT scan）即為一個最為
顯著的例子，它的出現，對於失語症及腦傷患者的診斷及復
健產生了極為深達的影響。80年代的磁核共振顯影術
（MRI, magnetic resonance imaging），則更上一層樓。
誘發反應聽力儀（evoked response audiometry）的發展，
對聽力檢查有很大的貢獻。在發聲的研究方面，由於「間接
喉頭儀」（indirect laryngoscopy）的發明，我們得以更深
入的觀察聲帶的活動，借助電腦儀器，可以更精確的分析人
所發生的聲音特性，如音質，音量，音調。

　　近年來，整型外科技術的進步，配合口腔壓力儀器的使
用，對於顱顏（craniofacial）發育異常的治療，大有助益。
此外，各種輔助工具（adaptive devices）的發明，便利了
無法使用口語或手語溝通的患者，如腦性麻痺患者。個人電
腦的普及，對腦傷和中風病患的語言復健貢獻尤大。

　　誠如前文所述，語言病理及聽力學兩門學科，結合了許
多基礎及臨床學門，吸取了各學門先進研究方法及結果，因
而日益茁壯。這門學科之內也因此產生了更細密的分化，例
如70年代以來，吞嚥困難（Dysphagia）的臨床需求致使語

言治療專業裡也產生了吞嚥治療的專業技術。西北大學的
Logemann 即爲此專業的領導人。另外一個分支，語言學習
障礙（language learning disability），也成了一門重要的專
業；Butere 及 Wallash 爲其中兩名重要的學者。輔助溝通
法（augmentative communication）也漸受重視，Yoder 及
Montgomery 爲其領導人。

　　另一個重要的發展是，現在逐漸以音韻學
（phonology）的概念，豐富構音異常的學說，Paddan，
Kent 及 Daniloff 等人對此貢獻良多。語言障礙的探討，也
由對形式的偏重轉向語意及語用。Bloom，Lahey，Lund，
Duchan 與 Prutting 等人，爲其著者。對學童語言障礙方面
的研究，Ripich，Spinelli，Wilkinson，Silliman，Gallagher，
Miller，Chapman 及 Leonard 等人是其中俊傑。在失語症方
面，Wertz，Rosenbek，Goodglass，Kaplan，Sarno 等人，著
作頗多。在自閉症方面，Schuller 與 Prizant 均有貢獻。在
聲音的研究方面，有 Baken，Titze。在小兒聽力方面有
Matkin，在口吃方面有 Brutten，Contour，Schwartz。最
後，口腔整型及耳鼻喉外科等領域，對聽語學術都有很大的
貢獻。

　　過去美國聽語學會定期出版的期刊，有四種：Journal
of Speech & Hearing Research（JSHR），刊登正常和有障
礙的言語，語言聽力之基本研究；Journal of Speech &
Hearing Disorder（JSHD），刊登語言及聽力障礙有關的
基本和應用研究；至於 Language, Speech & Hearing Ser-

vices in the Schools （LSHSS）則主要刊登應用性研究。目前美國聽語學會還出版有 American Journal of Audiology, American Journal of Speech－Language Pathology。其他有關的期刊有：The Journal of Child & Language Disorders, Applied Psycholinguistics, Journal of Acoustical Society of America, Neuropsychologia, American Journal of Mental Retardation, Journal of Special Education, Brain & Language, Journal of Psychlinguistic Research, American Journal of Craniofacial Disorders, Cleft Palate, Augmentative or Alternative Communications, Journal of Communication Disordres，及 Cognitive Sciences, Journal of Childhood Language Disorders 等。

　　歐洲方面在聽語專業學術上，有兩支主流：一爲音聲學（phoniatrics），一爲語言治療學（logopedics）；前者之成員多係耳鼻喉科醫師對音聲方面有興趣者，後者由語言治療師構成，對構音障礙最有興趣。兩者聯合組成「國際音聲及語言治療學會」（International Association of Logopedics & Phoniatrics； IALP）。此學會之成立，也有悠久的歷史，主要的期刊是：Folia Phoniatrics。這個學會每三年集會一次，多數在歐洲舉行，1986年在東京，1989年在捷克，1992年則在德國 Hanover 舉行。這個學會以歐洲會員居多，其次爲美國及加拿大，日本和臺灣也有參加此會的會員。東歐及蘇聯也有此一專業，在蘇聯從業人員稱爲「矯正專家」（defectologist）。日本的從業人員以在醫院工作者

居多，但亦有在特殊教育及養護機構者。東南亞，如印尼，泰國，菲律賓，也有少數的工作人員。香港大學在數年前成立了聽語學系，培養專業人才。澳州，紐西蘭也分別設有相關的大學科系。

中東，如埃及，約旦，沙烏地等地，也有少數專業人員，並有教育機構負責培植；北歐，如丹麥，瑞士，瑞典，挪威，也在大學裡訓練此種專業人才。聽語專業在法國，英國的歷史悠久。在英國此稱 LCST（Licensure of College of Speech Therapy），香港有許多專業人員就是在此訓練的。

國內目前缺乏訓練聽語專業人才的學術機構。現有的從業人員，分散在全省各大醫院工作，如台大，榮總，長庚等。公立學校裡也有一批老師受過專門訓練。專業人員中有些在美國接受碩士及博士訓練，有些則赴美接受短期訓練。中華民國聽力語言學會在1986年成立，會員來自醫療界，教育界，學術界，每年出版《聽語會刊》。1984至86年間，美國聽語學界人士三次來臺參與中美聽語病理研討會，交換工作經驗與學術資訊。

第二節　溝通障礙的專業教育與專業倫理

一、專業倫理

專業倫理是人生從事各行各業都會碰到的問題，所以倫理不是一個課程而是一個議題，隨時都會碰到時時都需要思考的。倫理的起源是由日常生活的觀察中，慢慢地產生。例如有一則台灣民間故事，講到媳婦對婆婆的不孝。媳婦將婆婆不小心打破的碗拿去補好之後，告戒她不可以再打破，否則就沒碗吃飯了。婆婆因為進食不便（dysphagia），又要小心不可以打破這個破碗，以致舌頭、嘴巴都割傷了。孫子看到以後就說，這就是對待婆婆的態度，他長大後也要這樣做。

倫理的表現是多方面的。倫理小至修車技工是否超收工資，這種人與人之間的交往；大到工業廢棄物處理對環境的影響，都是倫理。專業化的倫理因為專業的作為，特別是醫學、教育這種工作常常與「人」的生命有關，因此特別受到重視。

溝通障礙專業人員接觸的是身體有缺陷的人，但是我們不應該以同情、憐憫的同情心來看待他們，而應該用同理心來對待他們。以理智的方法來了解他們，才不會因個人的喜

好偏惡而對他們造成另一種心靈上的障礙。

　　專業人員可能面臨這樣的倫理問題。一個孩子來到你的面前，他的問題可能是你的專業能力所及的，也可能是力有未逮的情況。一個需要銘記在心的專業倫理是，當你覺得自己的能力不足，或者可能會造成傷害的時候，就必需將他轉介給合適的專業人士去處理。也就是抱持「知之為知之，不知為不知，是知也。」的精神，來從事你的專業工作。

　　這種「知之為知之，不知為不知，是知也。」的精神在溝通障礙專業上的重要性在於當今知識的累積非常迅速，特別需要注意的是基因工程的發展，能解決很多遺傳上疾病的情形。基因工程進步將會對我們的專業產生很大的影響，因為更可以明瞭有那些缺陷是我們有能力處理，有那方面則不在我們的能力範圍之內。

　　治學上的倫理，如引用文章必需註明出處、不可抄襲、文章的作者排行、研究生與老師的研究創意分享等等，這些智慧財產權的問題都是應該注意的。教學上的倫理如不可因為學生的長相、種族等而對學生採取差別待遇。這些倫理都是我們可能面對，必需要特別注意者。

二、專業標準－以美國加州的語言病理師為例

㈠國家級的證書（Naional certification）

　　美國聽語學會所頒予的證書，證明個人具有這樣的專業

能力。此人需具合乎有碩士學位、至少三十小時的觀察、在有督導情況下針對某一種障礙類型實習350小時以上的要求，通過全國性的測驗；並且要在醫院有九個月全天的工作經驗。

㈡本州執照（State licensure）

加州的行醫執業執照，由 Speech Pathology and Audiology Examining Committee of Dept. of Consumer Affairs 頒發。需有碩士學位（有二十四學分直接相關，三十六相關領域的學分）、針對不同類型的障礙有275小時以上的實習以及通過全國性的測驗；並且要在醫院有九個月全天的工作經驗。

㈢公立學校資格（Public school credentials）

1.Clinical rehabilitative services cerdential：對語言治療或復建有特別需要者的特別標準。合格者需在學士後有三十學分的訓練、200小時的語言障礙實習、100小時公立學校的實習，通過 CBEST 測驗。

2.Special class authorization：教導語言障礙的孩子所需的要求。在語障班有過100小時以上的實習，並具有教育相關學位。所有的證照都不是一取得就永久有效，需要在一段時間後就重新申請。

第三節　前瞻：溝通障礙
的整體觀

　　溝通的歷程相當複雜，除了用語言之外，還牽涉到非語言的行為，而語言本身亦是一個互動之行為，Bloom 與 La-hey（1978）將此行為解釋成語言二大要素之交互作用，將語言之內容、形式及功用結合及表達。一般學者均認為語言是用來做思考及社交之工具，因此在探討溝通之溝通障礙均不能不顧及到語言是在何種情況之下產生及在何種情況之下構障。

　　溝通能力之好壞可由各方面角度來探討，一般嬰兒之溝通範圍大致侷限於親近的人，而溝通之目的也大致不超過眼前所需達之目的，如食物，攙抱，換尿布，玩耍等等。當嬰兒逐漸長大，他的溝通目的大大增加，溝通對象也逐漸擴大，由父親母親、兄姐等移到小朋友、鄰居及大人等等，當他發現他可運用語言來達到目的，來了解世界時，他的溝通能力也大幅度的增進，一旦他進入學校，他更進一步的了解到，老師同學們之互動行為、求知之過程也與語言息息相關，能言善道變成了一項重要的條件，他能適度的、適當的使用語言來敘述他的心聲、表達心態、討論將來、描述過去，這時他更能發揮他語言的潛力，享受語言溝通給他帶來的情愛、欣喜，語言能力賜給他的新知，更盼望用語言打開未來知識之領域。這一切都是溝障患者所沒有的權，這一切

都是溝障患者日夜要克服的困難，這一切也就是研究溝通障礙的專業人員面臨的挑戰。

當今之挑戰在如何能正確找出溝通障礙者之困難，如何能提早找出障礙之所在，更進一步對溝通障礙者提供治療的方法，譬如對腦性麻痺患者提供最後之輔助性器具，對中風失語症之患者及家人提供合適的策劃，對閱讀障礙的患者提供有效的治療法，對於無喉者提供最自然的聲音復建助聲器。

更進一步的大目標，是提昇個人對溝通及溝通障礙有個完整的了解。除了在教育方面要溶入（infuse）一些對溝通障礙之基本正確知識，而對一般社會大眾，更要用淺顯之方式解釋溝通障礙的一般狀況；個人對於各類之障礙，如果缺乏了解，自然對於溝通障礙者之問題不會有效的處理。五千年來的文化傳統中，曾主張「鰥寡孤獨、廢疾者皆有所養」，這個主張說則容易，做則十分困難，凡是與溝通障礙接觸過的人，往往了解他個人當時的反應，而這個直接反應可能出於對溝通障礙者不了解，亦可能出於一切傳統文化中可信度不高，但有影響個人很深的觀念（folk beliefs）。這些觀念，譬如兔唇的小孩子是因母親懷孕時用了剪刀，或前世作孽造成母親生下一個笨孩子，甚至俚語中「小氣鬼，潑涼水，打破缸，割破嘴，娶個太太三條腿，生個兒子像個鬼」，這根深蒂固的種在心中，非假以時日，不能徹底的改變，而不改變，對溝通障礙者之歧視，也不得化解。

一個人的認知深受其文化、語言及溝通媒介之影響，一

個人的發展過程，語言佔有極重大之地位，文化是深切影響個人之傳統習俗，當我們觀察溝通過程時及評估溝通障礙時，必須要看社會文化及語言對溝通的影響。語言是一個整體的觀念，研究語言不能只看它表面的結構，而要深入瞭解語言之意義及語境，以及個人經驗、文化背景，思想及創作力之間之互動關係；換言之，要了解溝通及溝通障礙，必先了解人類如何使用語言，如何架構語言知識，如何使用。

在即將跨入二十一世紀的時代，我們面臨資訊革命，溝通方式由電話到電傳，訊息傳遞用 E－mail（電子郵件）比限時專送還快速，溝通之方式也因電腦資訊工業之革命而進入新的里程碑；過去那些因時間空間所給予的限制，不復存在，而相反的，因訊息之爆炸，訊息之快捷，使一般人感到力不從心，追趕乏力。如何利用資訊來強化溝通，如何利用先進之科技來解決溝通障礙者的一些困擾，譬如用電腦來分析聲波，以便利聽障者之助聽器達到更優良之效果，如何能用電腦來強化溝通板（communication board），使四肢及口腔活動不便之患者能溝通，如何能改進放入口腔中之 prosthetic device 改善顱顏障礙者之溝通，如何能設計電腦程式幫助無法說話的中風患者在有口難言之下，表達他想表達的意念，如何能針對改善自閉症患者之溝通方便，這種種理念均是在不久的將來可以實現的。

目前世界村（global village）之觀念，已不容否認，世界各國的人均得互相依靠（interdependence），人與人的溝通更形重要。不但是個人之間的溝通，一個人在世界村中

佔一席地位，不但要能精於本國之語言，與本國人溝通，同時更要能習得英語或日語其它之語言，以便進一步了解世界觀，接近跨文化之溝通及挑戰，更要改進溝通，防止溝通障礙（communication breakdowns），腳踏實地之開墾一個溝通流暢、資訊頻繁之世界。

參考文獻

Johnson, W. （ 1948 ）. The Speech correction Foundation. *Journal of Speech and Hearing Disorders.* 13, 49－50.

Seashore, C.E. （ 1942 ）. *The Pioneering of psychology.* Iowa City, Iowa： University of Iowa Press.

Travis, L. E. （ 1957 ）. *Handbook of speech pathology.* New York： Appleton－Century－Crofts.

Van Riper, C. （ 1939 ）. *Speech correction.* Englewood Cliffs, NJ： Prentice－Hall.

4

語言的評量與治療

✠✠✠

　　語言不單是學習的必要工具，也是溝通的主要途徑。語言障礙的患者面對很嚴重的問題，在課室或操場上，在任何要使用語言的場合，他們都會遭遇困難。爲要對此等患者提供適當的教育，及早評量是必要的。溝通能力的評量是對一個人全面評量的一部份。

　　語言評量的目的在於尋找孩童的語言能力，語言的了解與表達包括詞彙、語法、語音/音韻、聽力了解、語用、閱讀與寫作。全盤的測驗包括口腔檢查、聽力檢查、視力測驗與心理測驗等。

第一節　語言評量

一、傳統方式

　　傳統的評量步驟包括正式測量語言中各獨立層面，如構音、詞彙和語法等。每一項都被視爲語言系統中的獨立份子。測量分數常轉換成「等同年齡」。許多學者（Taylor，1986，Trueba，1987）認爲這些傳統的評量工具沒有顧及背景及環境，那就是與孩童的背景與知識無關，而導致有些孩童的測驗結果不良。近年來評估的趨勢有所改變，從正式到非正式，標準到自然，細分到整體的評量。

二、溝通能力

Hymes（1971）認爲溝通能力乃是個人的通用語言能力，簡單的說也就是能在適當的場合，適當的時候說得體的話。溝通能力有兩個特點：（1）能夠分析聽者的角色及想法；（2）在適當的情景下用合理合情的字句來表達心意。

小孩學習「飯」這個字連繫到實物「飯」上，這是他們對世界的了解：他們的語言有了「內容」，他們對發音與文法的認識使他們的語言有固定的「形式」，他們在語言的不同功能的認識，譬如表達感受或要求說明等，構成了他們對語言的「運用」（Bloom & Lahey, 1978）。

小孩子牙牙學語，由簡單到繁複，一歲開始單字，兩歲開始多字，三歲以上會用短句。大多數孩子到了四歲時，便已掌握基本的溝通技巧。他們是在自然的情況下，從自己的經驗與環境中學習（Piaget, 1972； Uzgiris & Hunt, 1975）。專家們嘗試找出溝通能力必須的各不同層面的知識。Halliday（1978）發現一個溝通能力強者定是能適應許多不同的社會情景和角色，他們具有彈性，能在不同的情況下運用不同的規則。溝通能力能從三大方面研究，包括形式、功用及內容，每一方面都有能力高與能力低的表現，而這些表現都是在社會與文化環境裡習得。譬如能考慮聽者的要求或能預先計畫講話的內容等都是溝通能力高的表現。相反來說，自說自話，不考慮聽者的處境，就是能力低的表

現。

三、整體性方式的評量

近年來研究語言評量的專家們開始使用人類學的方法來收集資料。人類學是研究事件與人物的生活起居。用人類學的方法研究教育與學習過程是相當合理的。Gumperz（1982），Heath（1983），Philips（1983），Wong－Fillmore（1985）等人都在研究人類的溝通，他們不單研究溝通的過程，也嘗試分析語言、非語言、社會語言及情景等各方面的溝通行為的溝通意義。他們均主張使用整體性的社會文化取向來研究溝通，並且他們也認為研究溝通的核心是在於溝通能力。

人類學的研究著重於視察每一情景內之互動，以便取得溝通行為的全面表現。Halliday（1975）非常強調查看溝通行為要看全面，而兒童也必定建立了他們的溝通系統來表達他們的心靈世界。這是一認知過程，而且也發生在特定的某一社會文化環境裡。因此要測量一個小孩的溝通能力，便需要提供一自然的社會情景，以便查看真實的互動行為，而能較正確地了解及體會小孩的真正能力。

研究結果顯示自然情景的測量能引出真正的溝通能力，因此教育家在測量小孩的溝通能力時，應視溝通為一互動並且活生生的過程。以下的問題可作為測量的指標：

1.這小孩如何使用語言？

2.這小孩的溝通目的何在？

3.這小孩能清楚地表達自己的需要嗎？

4.這小孩能滿足需要嗎？

5.這小孩與父母、兄弟姊妹、朋友和老師的溝通過程流暢否？

6.這小孩表現溝通障礙嗎？

7.這小孩能夠表達些什麼？

8.有否有其他考慮的因素？

四、測量過程

　　語言測量的目標是試圖了解個人的溝通能力如何，因為所有的小孩都必須學習講話和溝通，他們在使用語言上的表現不同是在於他們以往的經歷、文化及環境背景不同。因此測量環境應盡量保持自然，既可減少緊張，亦增強推動吸引力。測量的過程應運用合適的語詞、語氣和語法。了解小孩的背景和過往的經驗是必要的，一方面既可提供選擇活動的參考，另一方面亦可較準確地評量小孩的認知發展。一個小孩在校外、鄰里、家中所學習的均影響小孩的認知觀念、架構歸類、分析、儲藏、記憶，乃至在口語及文字上衍生自己的觀念。因為這些形式都是有意義的，也是從他們以往的經歷裡學習到的，所以能夠描述以往的經歷非常重要。測量者可以先請父母從家中帶一些例如照相本、書本、玩具等物件，甚至是一些活動的圖片，如去動物園、兒童樂園等，用

來引發小孩講述。測量過程中，若父母也參與，便更能找到最合適的測量方法。

從不同的環境中觀察，綜合結果，也能看出小孩的溝通能力。這種「認知環境與功用」模式認為小孩在不同情景下表現不同，因此建議以下的測量架構：

1. 個案初步了解。

2. 由家長、老師等描述溝通障礙。

3. 初步了解問題癥結。

4. 觀察孩童在不同環境中的互動（例如課室、操場、家中）。

5. 面談（漫談或使用問卷）。

6. 非正式語言測量，包括與子孩面談，讓其敘述故事或經歷及蒐集語言樣本。

7. 正式語言測驗。

8. 總結觀察及測驗結果，歸納語言困難或溝通障礙。

9. 與其他工作者交換意見，確定觀察所得之資料正確無誤。

10. 提供治療建議及教育方法。

整個測驗過程可分作六大類：（一）收集資料（1-3），（二）系統性觀察（4），（三）面談（5），（四）評量溝通能力（6），（五）正式語言測驗（7），（六）徵求意見，提供參考和會議（8-10）。

五、收集資料

最必要的測量步驟是收集資料，社會工作者與學校的報告能提供小孩的整體學習模式和行為的珍貴資料，值得參考。此外，健康與發展情況也是在測量前要收集的重要資料。

語言治療師可從熟悉小孩的個別工作者取得有用的資料，譬如老師可提供有關小孩的學習速度、形式、人際關係、認知模式和課室表現。並且老師還有機會觀察小孩在不同情況下的表現，例如閱讀、說明、分享、分組工作及個人功課等。同樣地，資源教室的老師亦能提供有關某一特別課程中小孩的表現如何。

心理學家能提供很重要的資料，如小孩的認知發展、社交適應技巧及注意力等。他們使用正式或非語言的測量來評量。測驗結果往往可以幫助語言治療師決定使用何種測量方式。

有關小孩在家中及在生活環境中的溝通能力，父母均能提供寶貴的資料，父母並且亦可以提供小孩的語言學習過程的資料，同時更可與其他小孩或兄弟姊妹做比較。

轉介的原因要非常小心考慮，聽力、視力或運動功能的評量可能在此時便應建議，至於醫療診療則可能在測量後決定，有時也會需要心理輔導。

第二節　語言治療

一、理論基礎

　　若要提供語言治療，則要了解語言是什麼，以及語言是怎樣使用的。語言的表達可有多種途徑。以下是簡介何謂語言及其重要性。

（1）語言分三大部分：形式、內容及運用。形式指發音、文法；內容指有關這世界的知識；運用則是指語言的多種功用（Bloom & Lahey, 1978）。

（2）語言是解決困難和評判思考的重要工具，不單可用於理解事物，表達需要，計畫未來，更能用於處理資訊及建立知識庫。

（3）語言既有社交功能，也有學術作用。讀書、看戲、聽演講需要語言，在學校上課、聽從指示、閱讀、寫作和演說都要用上語言。

（4）小孩子的溝通模式從口語化發展至較書面化的語言。較口語化的語言多是從家裡的互動模式學習所得，用作描述當時情景之用。如此口語化的語言也可能在書寫的情況下出現，譬如給朋友寫信，語言便較簡化、口語化。書面化的語言多在書本及文章上看到，形式較精

準，當作講述「此時此地」以外的事物。

（5）語言有多種功用，例如小孩子學著模仿、發問、回答、要求、問候、反對、承諾、幽默、發起話題、解釋他人的意見指導、示範等許多的語言功用。

（6）語言學習十分有趣，而且激發思考。小孩從如遊玩、假裝、觀看、幫忙家裡做事或出門等自然經驗中學習語言。

（7）語言是掌握知識的門徑，譬如查字典找生字、或找資料寫文章等，均需要語言的運用。小孩子六、七歲開始便注意語言的規律系統（Wallach & Miller，1988），能注意到語言的本身就是能了解幽默，細分語言的成份，明白與造出需要的語言了。

（8）語言隨著學習而愈來愈進步。好像描寫論說、比較、創作等，學生需要用一種比較抽象的方法來思考、說話和書寫。

（9）教育的目的乃是所有的學生都能讀、說和寫，這幾方面都應要能運用自如。

（10）有語言障礙的學童與他們的同儕不同。大體上他們說話較少，語言的理解和表達也有偏差。

Heath（1985）談到幾項小孩講話應有的目的：

（1）標指和描述物件、事物和資訊。

（2）重覆過往事情。

（3）在口說和書寫等活動上能依隨指示。

（4）用語言持續社交活動。

（5）向陌生人詢問。

（6）述說獨特經驗，並能聯繫其他已知意見或事件，甚或
　　　創新。

二、治療基本觀念

語言治療應有以下數點重要理念：

（1）治療是不斷進行且活生生的過程，參與者要共同投
　　　入，發展話題，並留意可能產生誤會的地方。

（2）治療不是單向，乃是雙向的過程。教育用示範來引導
　　　子孩學習，然後更要讓小孩在開放與包容的環境內試驗
　　　新的語言模式。

（3）治療不應只在教室，資源教室、治療室內或家中進
　　　行，而應是在每一個人、每一處地方都能進行。

（4）家庭中每一成員在語言治療均扮演重要的角色，因此
　　　父母的參與十分重要。

（5）語言治療不是片面，而是全面的，需要顧及內容、形
　　　式和運用的組合。

（6）語言治療該合情合理及顯而易見，需要有組織，但自
　　　然的活動組合，這樣才能表現多種語言形式（Nelson，
　　　1985）。

（7）治療要因人而異，配合個人之需要。

三、治療的目標

Wallach 與 Miller （1988）認為為語言學習障礙者提供治療有四大目標：第一是幫助他們培養自學的習慣；第二是令他們了解自己的學習模式及取向；第三是協助他們較順利地轉換到流暢的文體；第四是為他們建立語言及學業目標。

四、治療裡的經驗取向

治療活動與材料應取自小孩的家庭及文化背景，組織治療在自然的互動上，並容許小孩主導互動的方向，治療師則在小孩所說所做之上做延伸和示範（Cheng，1989）。Heath（1985）和 Cheng（1989）有以下的建議：

1. 延伸：在每一項目上，小孩的說話都可加示範和延伸。譬如一個不說話的小孩可在給他一個物件時讓他說出物件的名稱。若是一個只說一點點話的小孩，那可以在他所說的話上延伸。若他說「開」，媽媽可以回答：「開？你想打開盒子？」老師在學校也可做同樣的問答，讓學生解釋單字或圖畫。

2. 個人歷史：使用地圖，家中物件如食品、照片、書信等來鼓勵孩童分享他的個人生命使。

3. 敘述：敘述是一種延伸的對話，可分做追述、描述、想像或故事。既可口傳也可有文字的記載。敘述的運

用是現今最流行的一種語言治療方法（Van Dongen & Westby，1986）。（1）追述：講者重覆自己的經驗，或是討論聽者亦已知的內容，例如講述去動物園一行。（2）預測：講者向聽者提供新消息，預測下一步。（3）現場描述：講者描述一眾人還在注意的事情，此描述可能與事件同時發生，或講在發生之前，例如一小孩一面玩玩具一面講述發生什麼事情。（4）講故事：兒童文學在語言治療裡佔一個很重要的地位，小孩常要講論、重覆、填充或回答有關故事中的問題。譬如民間小說、神話、歷史故事、傳記和當代事件等材料都可用來教導人類的經驗（Dundes，1980；Van Dongen & Westby，1986）。

4. **組合故事**：每個學生可以寫下個人經歷，講述或畫下他們的經歷，集中起每人的意見來組合成一個組合故事。

5. **提供分享時間**：家中物品也是很有用的治療材料。小孩可以帶些特別的衣服，解釋穿著方法及其代表意義。然後其他同學可輪流穿著不同的衣服。其他的分享品可以是食譜、遊戲、自然科學實驗、平飾、工藝品等。

6. **加強各課程中之詞彙**：加強詞彙、閱讀材料、概念等都可以增強語言的經驗，策略的使用包括預習和複習，有些觀念還要明顯的教導，伸述與解釋亦可幫助小孩的語言處理和資訊組織。

7. **語言特色**：名詞或動詞可有各種用法及意義，譬如「飛翔」。小孩透過過往的經驗來集合意見，帶出重要點並創新的觀念，進而發展語言概念及模式。

8. **角色扮演**：以下提供的角色各可修改以配合小孩的環境經歷：老師－學生；售貨員－顧客；父母－孩子；兄姐－子孩等。

9. **社交活動**：對話也都需要示範與教導。Johnson, Weinrich & Johnson（1984）提供了一些有用的語用活動，例如在電話中的應對，問路時的語言模式等。

10. **語意圖表**：語意圖表可用作增強詞彙並幫助語言組織的策略，主題或字詞寫在黑板上，這些主題便如一朵花的中心，花瓣或其他有關詞彙便寫在旁邊，然後討論學習。討論動物、植物、天氣、食物等題目都可用此方法。

五、增強讀室中的溝通與適當行為

以下是如何教導語言學習障礙兒童的簡示：

1. 了解個別小孩的不同背景；與子孩的父母見談；提供機會讓小孩多結交朋友；鼓勵小孩顯示才能，以增強自信心；建立自我形象及在課堂上的地位。

2. 注意小孩的感受，避免說太直的話。

3. 解釋班中規範。

4. 當小孩願意分享時，給予言語回饋，以增強其自我形象。

5. 安排小孩坐於樂意助人的同學旁邊，好讓他較有安全感和不那麼害羞。

6. 提供學童有做決定的機會，接納並贊同小孩的意見，從而一步步帶領小孩從簡單決定到較複雜的決定。

7. 告訴小孩怎樣才是個好學生。

8. 讓小孩參與小組，與同學合作，從而慢慢建立自信。

六、增強家人之間的溝通

誠如 Taylor （ 1986 ）所說，所有社交接觸中，語言行為、非語言行為、互動規則與文化背景都各佔重要角色。有語言障礙的孩子們甚至與家人溝通亦感困難，而導致退縮、孤獨和失望。他們需要機會建立信心和培養能力，探索和試驗不同的語言模式，玩文字遊戲，乃至使用語言做社交工作及欣賞語言之美。這一切活動都必須在自然的環境中進行，而溝通卻有挑戰性和獎勵性。

七、結論

治療過程應依據治療人員對孩童的語言、認知和社會文化背景的認識來策劃。對小孩的需要充份敏感。每個小孩都需要、有動機表達自己，欣賞自己及享受有效並開放的溝

通、和聽說讀寫。了解小孩的個別需要，Halliday（1975）建議教育者當以小孩的想像去創新情景和活動，來增強語言的學習。

參考文獻

Bloom, L. & Lahey, M.（1978）. *Language develop-ment and language disorders.* New York： John, Wiley and Sons.

Cheng, L.（1989）. Service delivery to Asian/Pacific LEP children： A cross－cultural framework. *Topics in Language Performance.* Oceanside, CA： Academic Communication Associates.

Cheng, L.（1991）. *Assessing Asian language perfor-mance.* Oceanside, Ca： Academic Communication As-sociates.

Dundes, J.F.（1980）. *Interpreting folklore.* Bloom-ington, IN： University of Indiana Press.

Gumperz, C.（1982）. *Discoure strategies.* Cambridge, England： Cambridge University Press.

Halliday, M.A.K.（1978）. *Lanquage as social semi-otic.* Baltimore, MD： University of Park Press.

Heath, S.B.（1983）. Ways With Words： *Language, life and work in communities and classroom.* Cambridge, England： Cambridge University Press.

Heath, S.B.（1985）. *Second language acquisition.*

Paper presented at the American Speech Language and Hearing Association. San Francisco, CA.

Hymes, D. (1971) . *On communicative competence.* Philadelphia, PA： University of Pennsylvania Press.

Johnson, E.B., Weinrich, B.D., and Johnson, A.R. (1984) . *A source book of pragmatic activities.* Tucson, AZ： Communication Skill Builders.

Nelson, N. (1985) . Teacher talk and child listening – Fosterin g a better match. In C. Simon (Ed) . *Communication sills and classroom success.* San Diego, CA： College – Hill Press.

Piaget, J. (1972) . Language and thought from the genetic point of view. In A. Parveen (Ed) *Language and thinking.* Middlesex, England： Penguin Books.

Philips, S. (1983) . *The invisible culture.* New York： Longman.

Taylor, O.L. (1986) . *Nature of communication disorders in culturally and Linguistically diverse populations.* San Diego, CA： College Hill Press.

Trueba, H.T. (1987) . *Success or failure.* Philadelphia, PA： Falmer Press.

Uzgiris, I. & Hunt, J. (1975) . *Assessment in infancy.* Urbana, Ill： University of Illinois Press.

Van Dongen, H. & Westby, C. （1986）. Building the narrative mode of thought through children's literature. *Topics in Language Disorders.* 7（1）, 70 – 83.

Wallach, G. & Miller, L. （1988）. *Language intervention and academic success.* Boston, MA：Little Brown.

Wong – Fillmore, L. （1985）. Learning a second language：Chinese children in the American classroom. In J.E. Alatis & J.J. Staczeh（Eds）. *Perspectives on bilingualis and bilingual education.* Washington, D.C. ：University of Georgetown Press.

5

個案研究與臨床科學

✠✠✠✠✠✠✠✠✠✠✠✠✠✠✠✠✠✠✠✠✠✠✠✠✠✠✠✠✠✠✠✠✠✠✠✠✠✠

在很多臨床專業裡，「臨床」和「研究」常常被視爲兩個差距很大的陣營，兩者之間有著一道很深的鴻溝。一個人要不是臨床人員，就是屬於研究人員；兩者身份同時具備者，是少有的，只有在教學醫院或醫學中心才會見到。語言病理這個專業，似乎在國內、在國外都有類似的情形。這也就是爲什麼有些人士要提出所謂「具有科學家身份的執業者」（the scientist－practitioner）的概念，希望能把臨床和研究結合起來，至少成爲一體兩面的理想情況。威斯康辛大學教授 Kent 就在這個想法底下，提出了「具有科學家身份的執業者」應該全力以赴的三個目標：（1）吸收研究新知，並且將其應用於臨床工作；（2）以實驗方式評估自己的治療工作，以提高所謂「治療績效」（accountability）；（3）在臨床崗位上從事研究並將研究發現公諸於世。本文的目標即在鼓吹這個概念，並且提出一個「臨床－研究」的橋樑，即「個案研究」，以做爲達到這個目標的一個主要途徑。

第一節　語言病理學是一門臨床科學

語言病理的專業服務，有各種不同的模式；北美洲的語言治療這一專業，具有七、八十年的歷史，它的「獨立性」跟歐洲的「依附性」恰成一個強烈的對比。孰優孰劣的問題，在此不必討論；但是無可置疑的，北美的語言病理學歷

經了多種思維模型的洗禮（見曾進興，1994）之後，已經具有相當程度的自主性；Tobias（引自 Kent & Fair, 1985）即因此宣稱：「我們的專業之所以異於職能治療與牙齒保健者乃在於我們擁有自己的研究基礎」。意思是，有了研究基礎作後盾，臨床服務的專業地位便達到了自己可以掌控方向的地步。唯有到了這個地步，診斷的方式以及治療的措施，即無需聽憑其他行業人士（尤其是醫師）的「處方」所左右。

以研究基礎做後盾的「臨床科學」（clinical science）是怎樣形成的？而所謂的「臨床科學」又具備有什麼樣的特性？

考量語言病理學的特性，臨床科學的本質可作如下的理解。首先，必須確認臨床科學的目的在於幫助個人改善疾病或缺陷所造成的不適或障礙。因此，臨床科學提供對疾病或缺陷歷程的了解，及對其影響因素的系統性認識，藉由這種了解與認識，我們可以正確的評估患者病前的障礙程度與性質，從而設計出消減、克服、或適應障礙的各種對策。簡單的說，臨床科學係以「實徵的」方法，建立障礙本質、病理機制、評估及處置的各種理論模型。

在這個定義裡頭，「理論模型」是一個重要的概念，但是它不是最重要的。「理論」一詞，在臨床工作者的心目中，往往含混著微妙的情緒反應，有時甚至帶有「負面」的意涵。有人甚至把「理論」和「實務」做了一種對立。事實上，這種觀點恐怕只是一種過於偏狹的想法吧。任何臨床工作者，只要一開始和患者接觸，就已經啟動了他的「理論機

器」。哪怕是一個非專業人士，當他要求他的口吃小孩「說話慢一些」時，他是運用著他的「口吃起因於說話太急」的理論。當臨床人員使用鏡子讓構音困難的兒童看著他自己慢動作的構音口型時，他正在運用「構音動作可以藉由視覺回饋得到矯正」的理論呢！意思是，理論只是一種觀點、一種「思維方式」而已。因此，理論的存在，並非構成臨床科學的主要條件；外行的理論，事實上也充斥在許多非專業的領域裡。

　　這裡要強調的一點是，「實徵的」方法才是鞏固臨床科學的「科學性」之唯一要途！實徵的方法至少具有「步驟可以公開的」及「可以重覆演示的」兩個特性。神秘經驗的治療方式，如果無法（或是不敢）公開其具體步驟，當然也令人無從反覆演示，無論其效果如何，這種方法也不能稱為「實徵的」方法。反過來說，即使你是使用了一種昂貴的現代化儀器（例如聲紋分析儀）而且也能公開你所使用的步驟，但是你的「反覆演示」（例如，「重覆測量同一事物」）卻無法得到相同或近似的結果（即重測「信度」太低），那麼，實徵性也無法達成。臨床科學仰賴實徵的方法，但絕非只是仰賴昂貴的電子儀器而已。

　　從另一個角度看，所謂「臨床科學」的「臨床性」則起自探索的核心在於「障礙」的現象、自然史、病理機制、及由此而來的評估和處置。反之，基礎科學有著不同的重點。Schiefelbusch（1980，引自 Kent & Fair，1985）在討論語言病理學中科學的角色時，即提出四種科學策略：（1）自

然歷程（naturalistic process）的研究；（2）實驗歷程（experiment process）的研究；（3）實驗臨床（experiment clinical）的研究，以及（4）臨床處置（clinical intervention）的研究。前兩者屬於基礎科學的範疇，而後二者則屬於臨床科學的範疇。實驗臨床研究，或許指的是對障礙本質的探究，而臨床處置研究，當然指的是治療策略或方案的效果之評估了。

　　扼要的說，語言病理學是一門臨床科學，也是建立在這個科學基礎上的健康服務專業。它的科學基礎是以實徵性的方法去理解語言障礙的現象、自然史、病理機制，由此發展出合宜有效的診斷方式，以及具有實徵效度的處置模式。由於臨床人員本身是病理現象的第一線觀察員，也是與障礙作戰的尖兵，因此，他們若能以「具有科學家身份的執業者」自居，投身臨床研究，將對語言病理學這一臨床科學發生巨大的貢獻。

第二節　臨床科學研究的要義

　　本文的主旨是引導讀者熟悉「個案研究」的精神與方法，但是個案研究法只是研究方法當中的一個類型，在未探究其內涵之前，有必要回顧「研究」的本質，特別是「臨床研究」的意義。有三個概念，我認為是值得一提的：（一）研究≠統計，（二）研究是回答問題的過程，（三）臨床研

究≠非實徵性研究。

Vetter（1981）在討論研究在兒童語障領域裡的角色時，針對「研究≠統計」的概念，指出：「研究是比統計更廣汎的概念」；「不用統計也可以進行研究」；「研究即觀察，而統計只是研究者的工具」。「使用得當，統計有助於觀察的系統化；使用不當，統計只是製造出一些無意義的數字罷了」。重點是對統計的結果，如何評估，如何解釋，仍有待研究者從問題的背景以及個人的經驗與智慧來加以著手。一個與統計方法密切關聯的問題是，「統計意義」（statistical significance）與「臨床意義」（clinical singnificance）之間並非一致的。統計的意義，經常以 α 值作為指標，但是某些參數上的統計值即使達到顯著標準，可能也不太具有意義。一個經常能舉出的例子是，當樣本夠大時，很低的相關係數可能就具有統計意義了。

「研究」的一個英文字 investigation，字典的解釋是：「意欲發現與某事有關的資訊所採取的探查工作」（an examination for the purpose of discovering information about something）。簡單的說，它也是一種解答問題的過程。沒有問題，就不必做研究。因此，研究人員一定要清楚的知道他在問什麼問題，也要知道這個問題的重要性。在臨床研究上，具有代表性的問題，例如：

1. Mini Mental Status Examination 是否可以區分出失語症和癡呆症的病人？
2. 使用視覺迴饋（visual feedback）的方法，是否可以

有效的改善裂顎患者在/s/音上的構音缺陷？（或者
對哪一類的裂顎患者有效？）

3. 成人心因性（psychogenic）口吃的主要症狀有哪
些？新發現的病例和文獻上的定義是否有所出入？

4. 某個右腦中風患者的語句表達是否顯示出句法成份和
構音成份在功能上分離？有什麼證據可以這麼說？對
語言產生的機能有什麼啟示？

由此看來，臨床工作的許多問題，事實上都是可以去
「探究」的。從某個觀點來看，事實上，我們臨床人員所接
觸到的每一個個案，都是有一些問題要問的；諸如：

1. 患者的主訴可以歸納或演繹出什麼可能的缺陷組型？

2. 這些缺陷組型的可能病理機制是什麼？如何解釋？

3. 什麼因素對缺陷組型產生影響？

4. 針對這些因素所採取的處置，是否對這個患者有效？

5. 什麼樣的處置有效？需要多少的時間才會產生某種預
期的效果？

從問題的本質來看，這些都是值得「探究」的對象，也
都是個別「臨床研究」的主題。

最後一個觀念是，臨床研究是實徵性的研究；這個觀
點，有許多人並不接受。很多人把「實徵性」理解為「實驗
程序」，因此才會誤以為很多臨床研究缺少實徵性。其實，
實驗程序只是一種檢證事物因果關係的一種觀察方式。而臨
床研究在「實驗程序」之外，還可以有其他方法，自然觀察
（naturalistic study）和相關研究，只要是符合前述的「步

驟可以公開」及「可以重覆演示」的條件者，其實也都是實徵性的研究。因此，臨床研究不必自貶身價，以為其價值必然低於實驗室的操弄研究。事實上，Kent 與 Fair（1985）即指出，臨床人員參與研究工作最大的貢獻是，他們知道「哪些問題需要研究」。臨床科學的重心是障礙的描述、解釋、與處置，因此，臨床科學文獻的建立，應該是對障礙的體認最深的臨床人員責無旁貸的任務。

第三節　個案研究的意義

Bromley（1986）在《心理學及相關學門中的個案研究法》（The case – study method in psychology and re!ated discipline）書中的序言裡，說了這麼一段話：

「對不同的人而言，「個案研究」一詞有著不同的意義。對心理學家來說，它指的是針對某個個人（在某種有問題的情況下）所進行的相當短時期的研究。一個心理學的個案研究即是生活中的一個片斷。對社會工作者而言，它指的是針對某個牽涉到一至多人的社會情境（如一個少年犯、壓力下的一個家庭、一宗破裂的婚姻）所進行的研究。人類學家的個案研究指的是，對一個人、一群人、或一個社會情況或歷程的分析。對精神病學家而言，它指的是針對心理疾病患者的臨床研究。在工商研究中，它針對的可以是一家公司、一件工業上的爭論、或一椿重大事故。」（p.ix）

　　顯然，個案研究的意義十分分歧，不過，它的共同意義是，某個特殊主體（可以是人、事、物等）的深度研究。在臨床科學裡，我們即可把個人，尤其是某種障礙的患者，視為主體。把個人視為研究的主體，在科學心理學的領域裡，有著兩極化的思維。Valsiner（1986）就說：

　　「心理學的科學史裡，對於單一受試者的對待方式，一直有著雙重的標準；在研究上，心理學家通常對於單一受試者的資料採取不信任的態度，而盡力去從許多受試中去匯集資料，心想只要受試人數多的話，因個別受試者引起的「誤差」（idiosyncratic errors）就會被消弭。....然而，心理學家的研究工作，其目的又是在於找出普遍性的法則，足以來解釋個別受試者的心理功能。」（p.1）

　　不過，顯然心理學只是一個案例而已。醫學的歷史就不是這一回事。經由個案研究的帶來的知識累積，無疑的是對作為經驗科學的醫學，提供了一個主要的支柱。語言病理學承襲了心理學的傳統，但也摻雜了醫學的思考模型（見曾進興，1994）。Perkins 在1960年代宣稱語言病理學是一門「行為的科學」；而 Aram 與 Nation 也承認語言病理學繼承了醫學診療模型。這裡所要說的是，由於個案研究在這兩個傳統中，扮演著不同的角色；因而，連帶地，使語言病理學家混淆了個案研究在這門臨床科學中的地位和角色。

　　事實上，早期的心理學研究，相當依賴個別（單一）受試者的資料，即使是實驗心理學也是如此。諸如 Fechner（JND 方法的創始者）、Wundt（內省法的祖師）、

Ebbinghaus（學習心理學鼻祖）、甚至是 Pavlov（古典制約發現者），莫不是個別受試者研究法的使用者（見 Barlow & Hersen, 1984）。若以神經學來看，上世紀末葉及本世紀初期重要的腦功能研究，也都是以個案研究的形式，出現在文獻當中。群體比較法（group - comparison approach）的產生，則是20世紀初期，發現了「個別差異」之後的反動。由於個人之間的特性不同，要如何才能瞭解人真正的本性，便是促發統計方法的發展和普遍使用。有人提出了所謂「平均人」（average man）的概念，做為心理或生理的目標。Galton, Pearson, Cattell 等著名的生物心理學者，也紛紛接受了「個人間的變異或誤差，可以用大樣本的群體資料的蒐集均衡掉」的想法。Fisher 也在1930年代發明了推論統計的一些程序，使得研究人員開始利用採樣的數據，作為推估母群特質的依據。根據 Barlow 和 Herson（1984）的說法，以推論統計為基礎的群體比較法在1950年代成為應用研究的主流，很多臨床科學的期刊，甚至也不接受「沒有適當控制的」個案研究報告。

　　Dywan 與 Segalowitz（1986）認為個別研究法受到排斥，是基於一般存有的幾項成見。首先，個案研究法缺乏適當的「控制」，亦即對於資料所可能產生的解釋，並未加以設限。其次，個體之間的變異性太大，令人難以由單一受試者的結果來做適當的推論。再者，以有缺陷的個人做為資料的來源，其結果難以做為建立正常功能的模型之依據。最後，個案研究的資料不利於統計方法的處理，因此更加局限

了可推論的可能性。

　　姑不論這些批評是否合理，我們且先來看看受到反個案研究者所青睞的「群體比較法」是否就完美無缺呢？Barlow 與 Herson（1984）事實上就列舉了在臨床科學裡，群體比較法的限制：

1. 道德上不允許。當我們讓一組患者接受了某種「處置」時，想找另外一組不接受任何處置的「控制」組患者，這時，良知是否允許我們讓第二組患者「自生自滅」，而不施以任何治療措施？

2. 實際上的問題。就算我們有心要蒐集一群特性接近、具有同樣障礙型的患者，恐怕在現實上我們也無法經常湊足夠大的樣本。

3. 結果的均勻（averaging）。許多臨床人員擔心，我們很難從團體的平均數裡獲得個別受試者的真實表現。在療效研究中，最被垢病者，莫過於這個典型例子：我們找了在許多特性上盡可能相似的某種障礙的患者，施以某治療方案，結果發現，和控制組比較，治療效果並不顯著。有人就會說，其中部份受試者的效果是正面的，但是某些患者卻得到負面的效果，當你把全體的效果平均起來時，你得到的效果量是零！但是，你能說這個方案是無效的嗎？

4. 結果的推論範圍。這就是所謂「從群體推論個體」的困難。個案研究的困難是，「從個體 A 推論個體 B」或「從個體推論群體」。兩相比較，我們面臨了一個

推論的困境。基礎研究者往往說，我的結果僅適用於群體的一般趨勢，某個個體是否可以適用，這不是我關切的問題，但臨床工作者說，我處理的是一個活生生的個人，我必須知道他的缺陷來源，也必須應用一些方法去幫助他克服他的障礙。

5. 個人之間的變異。為了處理這個問題，所以使用群體的資料，但是臨床工作者往往希望知道更多的「個人內的差異」（within－subject variability）。同一個患者疾病之疾病史、恢復過程、以及在處置下的變化，都是臨床科學的重要因素，而似乎也經常被群體比較法所忽視。

由於群體法的這些限制，使得臨床科學家重新評估個案研究的價值。近二十年來，有兩股與此有關的學術趨勢，對於語言病理學發生了極大的影響。一股是由「應用行為分析」（applied behavior analysis）出發，演變為一般性的「個別受試實驗設計」（signle－subject experimental designs），應用於療效的評估。另一股趨勢，則是出自所謂「認知神經心理學」（cognitive neuropsychology）的鼓吹，自1980年來，蔚為一股風潮，1980年代中期產生了一份新的期刊，即命名為《認知神經心理學》，主要的論文都是個案研究報告。除了這兩股趨勢之外，先前所說的醫學傳統，事實上一直是使得個案研究報告繼續存在於文獻上的另一個原因。

第四節　個案研究的價值

在未進入方法的探討之前，在此我們可以先回答一個問題，那也是許多人常有的問題－「什麼時候我能確定這是一個好的個案研究的素材？」前文已經列舉了若干「一般性的」（generic）臨床議題，作爲參考。但是，若要舉出一些特別的準則，做爲個案研究的「理由」（rationale），那麼，我想從下面幾個情況大概都可算是好的時機：

1. 罕見的臨床病徵
2. 無法以現有理論解釋的病理現象
3. 臨床病徵的生理或解剖關聯性
4. 特殊的治療策略
5. 障礙的恢復歷程
6. 懷疑特殊因素在障礙恢復過程中的作用
7. 治療效果的評估與比較
8. 確立臨床文獻的一致性
9. 以個案來舉證或反證某個理論的效力

事實上，我個人認爲在目前國內臨床文獻薄弱的情況下，即使是「常見的臨床病徵」、「可以用現有理論解釋的病理現象」、「常用的治療策略」等，其實都可以因爲它的「文獻價值」而去進行探討。因爲，在文獻闕如的現狀下，某個障礙的變異性不易掌握，在醫院 A 所常見者，未必是

醫院 B 的常態。基於此點理由，個人覺得只要把議題確認清楚，許多個案研究都是值得進行的。

第五節　個案研究論文的寫法

一、原則

　　個案報告論文的寫法，沒有一定的準則；但是，從前面的討論中，我們知道，這類論文的主旨在於提示一個實例，藉由這個實例來闡述某個核心的問題。所以，寫一篇個案研究論文時，最重要的是，抓緊「核心問題」來討論，而不能像記流水賬似的，說完了事。這個核心問題，也就構成了一般論文中所謂的「動機」或「緣起」的部分。有了核心問題，便得將個案的「背景」作一概括式的描述，這顯然是為了讓讀者了解：這是一個什麼樣的病人，年紀多大，發展史如何，為何會來求診，初步的診斷為何，病人顯現出那些障礙，特徵為何。其次，我們便須針對核心問題，獲取病人有關的資料，藉此可以「檢驗假設」，或者保守一點，也可以「形成假設」，作為日後進一步探索的依據。所以，這一個「資料呈現」的部份，應該視為整個論文的的中心部位，無論是描述性質的測試結果，或是某種處置的效果評估，都應使用審慎且客觀的分析方式，把整理過的資料，很中性地報

告出來。有了資料的報導，接著便須對這些資料，作一番詮釋與評估，而這種工作，也相當於一般論文的「討論」部份，必須想辦法將「核心問題」和「資料」串連起來。也就是說明：資料究竟能否回答先前提出的問題，回答的方式又是如何；先前如有假設，根據這些資料，假設是否得到應證或反駁；先前如無假設，現在是否亦可依據資料的證據，提出一個說法；這些資料和說法，放在既有文獻和理論的架構下，是否合理；或者，這些資料，提示了既有文獻或理論的不足，因此，這個個案的報告，應視為一個新視野的起點。

二、實例

1984年，L. Leonard 和 B. Brown 在 Journal of Speech and Hearing Disorders（49卷，419－428頁）上發表題為 " Nature and boundaries of phonologic categories： A case of an unusal phonologic patterns in a language － impaired child " 的個案研究報告。現在就根據以上的原則，摘要介紹這篇已經發表過的個案研究論文。

㈠動機

作者說：「本研究的目的在於描述一個音韻障礙兒童身上所觀察到的音韻形態，並提出證據藉以說明障礙背後的因素。我們的論旨是，文獻中針對一般音韻形態所提出的特徵描述，並不足以完全涵蓋本案例。」

㈡患者（S）的背景和診斷

S初次求診時的年紀爲3：8（3歲8個月），家長的主訴是S的說話長度都是單詞或雙詞句，S常因無法達到有效溝通而受挫。回溯S的發展史，發現除了語言發展較爲遲緩之外，未見異常癥兆。能把語詞組合成句最早約在2：0左右發生。

診斷的結果發現：（1）聽覺正常；（2）自發性言語：MLU＝2.18個字（MLU指平均句長），說話清晰度不佳；（3）語言理解：PPVT（畢保德圖畫詞彙測驗）低於年齡水準六個月；（4）構音：Goldman－Fristoe Test of Articulation 顯示字首、字中及字尾的表現依序爲尙可、劣、極劣。大部份字的字尾都發成了［s］的音，例外的情形則發生在雙唇音的字尾。

㈢S的音韻特性［資料部份Ⅰ］

（1）基準線的測試：用13個字表來檢查S使用字尾［s］的情況。（2）分析自發性的單詞產生：字首的主要困難來自複輔音的使用，［s］多發於字尾的位置。（3）分析測試字的產生：非仿說的反應，發現字尾多有［s］，少數的例外是字尾［b］的字；仿說時，字尾的反應達到或接近正確的發音。（4）解釋的理論：（a）「區別特徵說」—可用此式說明音韻的錯誤：＿＿［＋voice］或［－anterior］＃→＿＿［s］＃，不過卻不能解釋［s］替代［－voice］

或 [＋ anterior]；（ b ）「 **音韻歷程說** 」─很難找出被
[s] 所替代的音的共通性；（ c ）「 **語音偏好說** 」─某些語
音被化約爲 [s]，是因爲 S 因此得以更容易發出這個聲音
來。

(四)**處置方案** [**資料部份 II**]

　　（ 1 ）選擇某個字尾輔音作爲處置的目標，其它音則作
爲比較控制之用。（ 2 ）測定基準線。（ 3 ）針對字尾 [f]
的處置，具體地描述八個步驟。（ 4 ）描述針對字尾 [d] 的
處置。（ 5 ）說明 [f] 處置之後 S 的音韻變化：字尾 [f]
發音正確，原來發 [s] 的情況於是消除；測試字裡字尾爲
[f] 者也有改善；單音節字的正確率上升。（ 6 ）說明
[d] 處置之後 S 的音韻變化：字尾 [d] 者發音都正確，但
字尾爲 [l]，[r]，[g] 者，卻也都用 [d] 來替代了。

(五)**資料的詮釋**

（ 1 ）在處置之前，S 有三類字尾的音：口雙唇音、鼻雙唇
　　　音、及以 [s] 爲主的非唇的口腔連續音。
（ 2 ）對 [f] 的處置導致一類新的尾音（唇齒連續音）的形
　　　成。
（ 3 ）S 在「開音節」（ open－syllable ）測試字上的正確率
　　　上升，推究原因，可能是 [f] 的處置結果，引導 S 注
　　　意及她本人字尾 [s] 音和成人在同一個字上的字尾兩
　　　者之差異。

（4）脣齒連續音可能開始分化成淸音和濁音兩類。

㈥對臨床工作和理論建構的啓示

（1）S 在字尾部位無法使用［s］音，有兩點是值得注意的；其一，這顯示患有重度音韻障礙的兒童，有時也可以正確發出一些被認爲是晚出現的音。這表示，音韻異常可以是相當地局限在某個特殊的範圍之內。

（2）僅根據一般的臨床方法，可能會導出錯誤的結論，譬如，假定採取區別特徵或音韻歷程的分析，那麼，也許會認爲 S 的字尾構音缺乏一致性。

參考文獻

曾進興（1994）從文獻看美國語言病理學的發展：900－1980.聽語會刊，9,27－30．

Barlow, D., & Herson, M.（1984）. *Single case experimental designs：Strategies for studying behavior.* New York：Pergamon Press.

Bremley, D. B.（1986）. *The case－study method in psychology and related disciplines.* New York：Wiley.

Kent, R.D.（1985）. Science and the clinincian：The practice of science and the science of practice. *Seminars in Speech and Language,* 6, 1－12.

Kent, R.D., & Fair, J.（1985）. Clinical research：Who, where and how？ *Seminars in Speech and Language,* 6, 23－24.

Leonard, L., & Brown, B.（1984）. Nature and boundaries of phonologic categories：A case of an unusual phonologic patterns in a language－imparied chile. *Journal of Speech and Hearing Disorders,* 49, 419－428.

Vetter, D.K.（1981）. Research ingerences and fortune

telling. In Department of Communicative Disorders U-
niversity of Wisconsin （Ed.）, ***Proceedings from
the Second Wisconsin Symposium on Research in
Child Language Disorders.*** Madison, WI： Univer-
sity Book Store.

6

發聲機能與嗓音評估

第一節　正常的呼吸與
喉部的解剖

　　說話及唱歌需要適當的控制呼吸及控制發聲機轉才能有效的發聲。嗓音（voice）是肺部送出的空氣振動聲帶（vocal folds）並經發聲管道（vocal tract）共鳴而成。錯誤的發聲機轉導致不當的呼吸控制，而不正常的呼吸機轉亦會造成嗓音異常（voice disorder）。

一、正常的呼吸

　　正常的呼吸是由各組呼吸肌肉群適當地控制空氣進出肺部，氣管、喉部、咽腔、鼻腔或口腔。控制呼吸機轉的主要肌肉，包括吸氣肌肉群、呼氣肌肉群、副肌肉群（accessory muscles）以及肋膜（pleural membrane）。吸氣肌肉群是指肋間外肌（external intercostals）、横隔膜（diaphram）以及副肌肉群如斜角肌（scalene）等。吸氣時，肋間外肌收縮，將肋骨向外上方提昇擴大胸廓。横隔膜同時收縮下降，增加胸廓體積並將腹壁（abdominal wall）向外推壓。深吸氣時，頸部副肌肉群收縮，將雙肩上提，幫助增大胸廓。呼氣肌肉群包括肋間內肌（internal intercostals）、斜腹內肌（internal oblique abdominal muscles）、斜腹外肌（external oblique abdominal muscles）、橫向腹肌（transverse abdominal muscles）、以及直向腹肌（rectus abdominal muscles）。平靜呼氣如睡眠，主要靠肺部、肋骨及肋膜天生的彈力將肺部空氣被動地排出。但在說話、唱歌或用力呼氣時，則需利用腹部肌肉群及肋間內肌的收縮以減小胸廓，幫助呼氣（Hixon, Mead & Goldman, 1976）。

二、喉部的解剖

喉部具有活塞功能，可防止異物進入呼吸道，支持手部提重物以及發聲。喉部構造主要包括軟骨、肌肉及韌帶三部份。甲狀軟骨（thyroid cartilage）、杓狀軟骨（arytenoid cartilage）以及環狀軟骨（cricoid cartilage）外層覆蓋軟骨膜（perichondrium），並以肌肉與韌帶互相聯接。聲韌帶（vocal ligament）由前聯合（anterior commissure）延伸至杓狀軟骨的聲帶突（vocal process）。喉內肌及喉外肌是組成喉部肌肉的主要肌肉群。喉內肌主要負責張開及閉合聲帶。環杓後肌（posterior cricoarytenoid muscles）收縮，將杓狀軟骨之肌肉突向中間旋轉並同時使聲帶突向外側拉開以張開聲帶。環杓側肌（lateral cricoarytenoid muscles）收縮，將肌肉突向前旋轉並同時使聲帶突向中間靠近以閉合聲帶。內杓肌（interarytenoid muscles）將杓狀軟骨拉近，幫助閉合聲帶。甲杓肌（thyroarytenoids）內側為聲帶肌（vocalis），外側為甲狀肌（thyromuscularis），是構成聲

帶的主要肌肉。甲杓肌收縮時，其本身的張力及彈性可以幫助聲帶閉合。環甲肌（cricothyroid）位於環狀軟骨與甲狀軟骨之間，其收縮時，可將環狀軟骨上提並使聲帶突向後傾斜以增加聲帶長度與張力。其主要功能是提高嗓音音高（pitch）。喉外肌主要作用是固定喉部位置並協助吞嚥時喉部下下移動。喉外肌主要包括二腹肌（digastrics）、下頦舌骨肌（mylohyoids）、胸骨甲狀軟骨肌（sternothyroids）、胸骨舌骨肌（sternohyoids）等（Sataloff，1981；Dickson & Maue Dickson，1982； Kahane，1983），其中胸骨甲狀軟骨肌與胸骨舌骨肌可以幫助控制音高（Sapir，Campbell & Larson，1981）。

三、聲帶

聲帶由前聯合至聲帶突的部份為膜性構造。而聲帶突後面的聲帶部份為軟骨組織。膜性構造是聲帶振動的主要部份，其中點是聲帶振動振幅最大之處。Hirano （1974，1981a）用「體膜理論」（body－cover theory）解釋聲帶構造及振動原理。他認為聲帶是層狀結構組織。其主要結構包括表皮（epithelium）、層狀組織（lamina propria）、以及軀體（body）三部份。鱗狀細胞上皮是薄硬的被膜，可維持聲帶形狀。表層之層狀組織又稱圓坎間隙（Reinke´s space），由寬鬆之纖維組成，是聲帶振動的主要部份。中間的層狀組織含有彈性纖維，而深層之層狀組織為膠原蛋

白。中間及深層的層狀組織形成聲韌帶，負責聲帶前後移動。聲帶軀體是聲帶肌及其他伴隨細胞。層狀結構愈深，其組織愈堅硬。各層狀組織間不同的構造及硬度特性決定聲帶振動的方式。所以，由各層狀組織間的聲帶病變可以預測聲帶的振動方式（Fujimura, 1981）。

假聲帶（ventricular vocal folds）位於眞聲帶上方，含有許多小腺體分泌黏液以潤滑眞聲帶。眞聲帶與假聲帶之間的間隙稱爲喉室（laryngeal ventricle）。在正常發聲狀況下，假聲帶不會振動。

第二節　控制呼吸及發聲
的中樞神經系統

呼吸肌肉群由脊椎神經支配。肋間外肌由第二至第十二胸椎神經支配，橫隔膜則由第三至第五頸椎神經支配。膈神經（phrenic nerve）具有調節功能。因脊椎受傷大多在第五頸椎下方，不會影響吸氣時橫隔膜的運動而得以保留呼吸功能。

臉部及頸部肌肉由腦幹（brain stem）神經支配。而喉部肌肉主要由第十對腦神經－迷走神經（vagus nerve）控制。除了喉部肌肉外，迷走神經尚控制心臟、腸、軟顎、氣管等。迷走神經在喉部的分支有上喉神經（superior laryngeal nerve）以及返喉神經（recurrent laryngeal nerve）。上喉神經外枝末端控制環甲肌，其內枝則穿過甲狀軟骨舌骨

膜（thyrohyoid membrane）進入喉部，控制聲帶上方感覺
以及聲帶上方腺體分泌。除此之外，上喉神經尚具有聲門閉
合反射（glottic closure reflex）功能。當異物接觸喉部上
方及聲帶，會引起環杓後肌、內杓肌、甲杓肌以及環甲肌收
縮，關閉呼吸道以阻止異物進入。左側返喉神經從迷走神經
分枝後，環繞主動脈弓（aortic arch）進入喉部。其環繞路
徑較右返喉神經長。右返喉神經經由鎖骨下動脈（subcla-
vian artery）進入喉部。返喉神經具有運動及感覺功能。除
了環甲肌外，返喉神經支配所有的喉內肌如甲杓肌、環杓側
肌、環杓後肌以及內杓肌。返喉神經具有感覺纖維、控制聲
帶下方感覺（Garrett & Larson，1991）。頸部手術如甲狀
腺切除術（thyroidectomy）常傷害返喉神經而造成聲帶麻
痺（Dedo & Dedo，1988）。

第三節　發聲之生理基礎

「彈力纖維氣體動力學理論」（myoelastic－aerody-
namic theory, Van den Berg, 1958；Lieberman, 1968）是
目前較廣被接受的聲帶振動理論。它認為，影響聲帶振動的
因素包括聲帶振動部位、聲帶振動張力、伯路力效應
（Bernoulli effect）、聲門下壓（subglottic air pressure）
以及聲帶彈力。當聲帶閉合時，由肺部排出的氣流形成聲門
下壓，將聲帶打開。此氣流快速通過狹窄的聲門，造成壓力

下降而形成聲門負壓，此聲門負壓加上原有的聲帶彈力，可將聲帶吸回中線而完成一次聲帶振動。

Titze（1980）用數學模型試驗彈力纖維氣體動力學理論。結果發現，聲帶振動主要是由於聲帶在關閉與張開之間推力不一致所造成。這種推力差異造成振動時聲帶組織移位。例如在中聲域（modal register）有明顯的聲帶垂直相及水平相變化。而聲帶組織移位對發聲管道共鳴作用有極大的影響。

Fink 及 Demarest（1978）用物理原理解釋聲帶振動。他認為，聲帶振動主要由三項物理因素決定：聲帶惰性、聲帶彈力、以及聲帶阻力。發聲時聲門下壓及氣流速度克服聲帶惰性造成聲帶移位。聲帶彈力將移位的聲帶拉回原位。而聲帶惰性又將聲帶衝過原位，再由聲帶彈力將其拉回。如此重覆作用直到能量消失。聲帶阻力大小受聲門下壓及氣流速率影響，其間關係為：聲帶阻力＝聲門下壓／氣流速率。聲門下壓愈高，聲帶阻力愈大。氣流速率愈大，聲帶阻力愈小。

發聲基本頻率（fundametal frequency）主要受喉部肌肉及聲門下壓影響（Colton & Casper，1990： Fink，1975）。在中聲域，環甲肌張力增加造成發聲基本頻率升高及聲門下壓增加（Yanagihara & von Leden，1966）。在高聲域（loft register），整體喉部肌肉張力增加是造成發聲基本頻率升高的主要原因。

音量（sound intensity）大小主要由聲帶振幅決定。改

變聲門下壓可以調整音量。在持續說話時，肺部空氣會漸漸減少。此時，肋間外肌漸漸放鬆以維持聲門下壓，同時收縮肋間內肌以幫助增加音量。當肺部空氣繼續減少，腹部肌肉必須同時收縮以維持聲門下壓（Colton & Casper，1990；Fink，1975）。

　　音質主要由聲帶振動特性、發聲管道長度、發聲管道橫面積以及口部與咽腔比例決定。

　　發聲時，因喉部振動方式以及發聲基本頻率範圍（range of fundamental frequency）不同，而有三種不同的聲域：中聲域、低聲域（pulse register）以及高聲域（Hollien，1974）。中聲域是指正常人在說話及唱歌時使用的發聲基本頻率範圍。一般來說，男性為45至450HZ；女性為130至520HZ。低聲域為音域中最低的發聲基本頻率，如嘎聲（vocal fry）。男性為25至80HZ，女性為20至45HZ。高聲域是音域中最高的發聲基本頻率，如假聲（falsetto）。男性為270至620HZ，女性為490至1,130HZ。中聲域是正常的發聲方式，其特性主要為聲帶垂直相的變化。由橫切面可看出發聲時，聲帶由下往上張開，而後由下往上閉合並同時向上提。從電視螢光頻閃觀測儀（videostroboscopy）觀察，可看到明顯的聲帶黏膜波動（mucosa wave）。發低聲域時，聲帶特別粗大且缺少張力，需要較長的時間才能將閉合的聲帶打開。發聲時聲帶振幅較小，張開期也較久。由電視螢光頻閃觀測儀顯示強與弱的聲帶波動常交替出現。高聲域的聲帶張力很大，以致在發聲時聲帶厚度變薄。只有聲帶

邊緣以及極短的垂直面可以互相接觸。高聲域的聲帶振動速度極快但振幅很小。由此造成發聲基本頻率變高及音量減弱（Sataloff, 1991）。

第四節　嗓音評估

　　治療嗓音異常成功的關鍵主要取決於語言治療師及耳鼻喉科醫師正確的診斷及適當的監控治療過程。一套完整的嗓音實驗室檢查，如電視螢光聲帶頻閃觀測術，聲學分析（acoustic analysis）、氣動學分析（aerodynamic analysis）等，配合醫療病史，喉鏡檢查以及聽覺判斷可以幫助診斷病患的嗓音異常與喉部機轉，以及評估與預測手術及語言治療療效（Bless, 1991）。

　　嗓音檢查必須在安靜的環境中進行，檢查內容必須包括發聲習慣、最大發聲能力以及治療效果預測試驗。將檢查結果用錄音機錄下，以作為聽覺判斷、聲學分析以及治療前嗓音基準的依據。

　　嗓音實驗室檢查項目分為三大類：聲帶外觀與振動能力、音質與發聲功能、以及喉部肌肉功能檢查。電視螢光頻閃觀測法、高速攝影法（high-speed photography）、以及喉部電子分析法（electroglottography）等常被用來檢查聲帶運動能力。其中，電視螢光頻閃觀測法是臨床上最常使用的檢查方法。經由發聲時聲帶的慢速振動可以觀察聲帶黏

膜波動、聲帶振動的對稱性、振幅以及聲門閉合狀況以鑑別診斷正常或異常聲帶以及發聲方式（Hirano, 1981）。利用聲學分析可將發聲機轉量化。臨床上可以使用可視頻率分析法（Visi–Pitch）、C言語分析法（C Speech），電腦言語實驗室（Computer Speech Lab）等儀器測量發聲基本頻率、音量、發聲頻率範圍（physiological frequency range of phonation）、心理發聲音量範圍（intensity range of phonation）等。發聲頻率變動率（jitter）、發聲振幅變動率（shimmer）、諧和音與噪音比值（harmonic to noise ratio, Yumoto, 1983；Read, Buder & Kent, 1992）。而音譜儀檢查法（sound spectrography, power spectrum）可以測嗓音沙啞（hoarseness）氣息聲（breathiness）程度等（Yanagihara, 1967；Emanuel, 1969；Eskenazi, 1990）。氣動學分析可以測量發聲時氣流速率（air flow rate）、口腔內壓（intraoral pressure）以及聲帶阻力（laryngeal resistance）以得知病患聲帶閉合能力以及呼吸支持能力（Bless, 1988；Yoshida, Hirano & Nakajima, 1979）。肌電圖檢查法（electromyography）主要用來鑑別診斷神經肌肉疾病與功能性異常。觀察肌肉動作電位（muscle action potential）可以精確地判斷喉內神經支配、再支配以及斷離情形。對鑑別診斷喉部神經麻痺有很大的幫助。

　　由嗓音評估得到的定量與定性結果必須與年齡及性別常模比較才能判定嗓音是否異常。每次治療後，均須做嗓音評

估以確定療效。嗓音治療成功標準取決於治療後發聲功能改善，聲帶病變或發聲困難情形減輕、具備正確的發聲知識以及病患自覺滿意。若在治療過程中無顯著進步，或是病患不滿意治療結果即為治療失敗。通常，治療結束後仍需繼續做嗓音追蹤評估。若嗓音變壞則需再安排語言治療或聲帶手術（Bless, 1991）。

重要名詞解釋

聲帶（vocal folds）

　　覆蓋黏膜及彈力纖維組織的甲杓肌，主要功能爲保護呼吸道。

發聲管道（vocal tract）

　　從聲帶至唇部及鼻腔的 F 形長管，包括上喉腔、咽腔、口腔、及鼻腔。

橫隔膜（diaphram）

　　一片薄肌肉，黏附於胸骨、助骨及腰椎。靜止時成圓頂狀。吸氣時，中央鍵（central tendon）將其向下拉以增加胸廓體積並將腹壁向外推壓。

體膜理論（body－cover theory）

　　解釋聲帶是一種層狀組織。各層狀組織間不同的構造及硬度特性決定聲帶的振動方式。

假聲帶（ventricular vocal folds）

　　位於眞聲帶上方，含有許多小腺體分泌黏液潤滑眞聲帶。

彈力纖維氣體動力學理論（myoelastic － aerodynamic theory）

　　解釋聲帶振動原理。聲門下壓將閉合的聲帶打開。氣流通過聲門造成壓力下降。此聲門負壓及聲帶彈力將聲帶

吸回中線完成聲帶振動。

發聲基本頻率（fundamental frequency）

用聲學方法直接測量發聲時，最常出現的聲帶振動速度，其單位為赫（HZ）。

中聲域（modal register）

正常人在說話及唱歌時使用的發聲基本頻率範圍。

低聲域（pulse register）

音域中最低的發聲基本頻率，如嘎聲。

高聲域（loft register）

音域中最高的發聲基本頻率，如假聲。

電視螢光頻閃觀測法（videostroboscopy）

利用頻閃光源速度與聲帶振動速度間的差異，將聲帶振動的不同相位照下。由電視螢光幕觀察聲帶的慢速振動可以診斷聲帶功能及聲帶病變。

聲譜儀檢查法（sound spectrography）

測量並顯示發聲頻率、時間及音量。使用不同的過濾頻率帶（filter bandwidth）可測量音質、共鳴、發聲起始時間、構音等特性。

參考文獻

Bless, D.M. ﹝ 1991 ﹞. *Assessment of laryngeal function.*

Ford, C.N. & Bless, D.M. Phonosurgery： *Assessment and surgical management of voice disorders.* 95 - 122. New York： Raven Press.

Bless, D.M. ﹝ 1988 ﹞. Voice disorders in the adult： Assessment. Yoder, D.E. & Kent, R.D. *Decision making in speech - language pathology.* Philadelphia： BC Decker.

Colton, R.H., & Casper, J.K. ﹝ 1990 ﹞. *Understanding voice problems.* Baltimore： Williams & Wilkins. Dedo, D.D., & Dedo, H.H. ﹝ 1988 ﹞. *Vocal cord paralysis. Otolaryngology - head and neck Vol IV.* 2489 - 2503, Philadelphia： Saunders Company.

Dickson, D., & Maue - Dickson, W. ﹝ 1982 ﹞. *Anatomical and physiological bases of speech.* Boston： Little, Brown and Co.

Emanuel, F.W., & Sansone, JR. F. E. ﹝ 1969 ﹞. Some spectral features of " normal " and simulated " rough " vowels. *Folia Phoniatr*, 21, 401 - 415.

Eskenazi, L., & Childers, D.G. ﹙1990﹚. Acoustic corre-
lates of vocal qulity. *J speech Hearing Res*, 33, 298
-306.

Fink, B.R. ﹙1975﹚. *The human larynx： A func-
tional study.* New York： Raven Press.

Fink, B.R., & Demarest, R.J. ﹙1978﹚. *Laryngeal
biomechanics.* Cambridge： Harvard University
Press.

Fujimura, O. ﹙1981﹚. Body - cover theory of the vocal
fold and its phonetic implications. Stevens, K. & Hira-
no, M. *Vocal fold physiology.* 271 - 288. Tokyo：
University of Tokyo Press.

Fukuda. H., Saito, S., Sato, M., Takayama, E., Suzuki,
M., & Ono, H. ﹙1982﹚. *Phonatory efficiency by
simultaneous measurement of intensity, funda-
mental frequency and air flow.* School of Medicine
University of Tokyo, 1-8.

Garrett, J.D., & Larson, C.R. ﹙1991﹚. Neurology of
the laryngeal sysgtem. Ford, C.N. & Bless, D.M.
Phonosurgery： *Assessment and surgical manage-
ment of voice disorders.* 43-76. New York： Raven
Press.

Hixon, T., Mead, J., & Goldman, M ﹙1976﹚. Dynam-
ics of the chest wall during speech production： Func-

tion of the thorax, rib cage, diaphragm, and abdomen. *J Speech Hearing Res*, 19, 297－356.

Hirano, M. （ 1974 ）. Morphological structure of the vocal cord as a vibrator and its variations. *Folia Phoniatr*, 26, 89－94.

Hirano, M. （ 1981 ）. *Clinical examination of voice.* Vienna, Austria：Springer－Verlag.

Hollien, H. （ 1974 ）. On vocal registers. *J Phonet*, 2, 125－143.

Kahane, J.C. （ 1983 ）. Postnatal development and aging of the human larynx. *Seminars in Speech and Language*, 4, 189－204.

Lieberman, P. （ 1968 ）. Vocal cord motion in man. Ann *N.Y.Acad Sci*, 155, 28－38.

Read, C., Buder, E.H., & Kent, R.D. （ 1992 ）. Speech analysis systems：An evaluation. *J Speech Hearing Res*, 35, 314－332.

Sapir, S., Campbell, C., & Larson, C. （ 1981 ）. Effect of geniohyoid, cricothyroid and sternohyoid muscle stimulation on voice fundamental frequency of electrically elicited phonation in rhesus macaque. *The Laryngoscope*, 91, 457－468.

Sataloff, R.T. （ 1981 ）. Professional singers：The science and art of clinical care. *Amer J Otolaryngology*, 2,

251 – 266.

Stataloff, R.T. (1991). *Professional voice : The science and art of clinical care.* New York : Raven Press.

Titze, I. (1980). Comments on the myoelastic – aerodynamic theory of phonation. *J speech Hearing Res*, 23, 495 – 510.

Van Den Berg, J.W. (1958). Myoelastic – aerodynamic theory of voice production. *J Speech Hearing Res*, 1, 227 – 244.

Yanagihara, N. (1967). Significance of harmonic changes and noise components in hoarseness. *J Speech Hearing Res*, 10, 531 – 541.

Yanagihara, N. & von Leden, H. (1966). The cricothyroid muscle during phonation : Electromyographic, aerodynamic and acoustic studies. *Ann Otol Rhinol Laryngol*, 75, 987 – 1006.

Yoshida, Y., Hirano, M., & Nakajima, T. (1979). An improved model of laryngo – stroboscope, *J Jpn Bronchoesophagolog Soc*, 30, 1 – 5.

Yumoto, E. (1983). The quantitative evaluation of hoarseness : A new harmonics to noise ratio method. *Arch Otolaryngology*, 109, 48 – 52.

7

嗓音異常治療

第一節　嗓音異常與嗓音治療

嗓音異常（voice disorder）是指音質（voice quality）、音高（pitch）、音量（loudness）以及嗓音的柔軟性（flexibility）與同年齡、同性別以及相同文化背景的人有差異（Aronson AE, 1990）或自覺有嗓音問題者。而嗓音治療（voice therapy）則是用各種不同的手術或行為治療方法將嗓音恢復到適當程度，以滿足病患職業上、感情上以及社會上之需求。病患是否需要接受嗓音治療，或是經由治療後能否恢復正常，則依病患學習動機以及喉部構造與發聲機能而定。

一般來說，嗓音異常依發生原因之不同而分為兩大類：器質性嗓音異常（organic voice disorder）以及機能性嗓音異常（functional voice disorder）。器質性嗓音異常是指聲帶構造受到損害，或因神經性疾病造成聲帶運動不良。機能性嗓音異常是因喉部骨骼肌肉過度緊張、喉部肌肉鬆弛、情緒困擾或用聲過度所造成。

器質性嗓音異常的治療方法主要是手術治療合併術後語言治療。機能性嗓音異常則以語言治療為主。

第二節　嗓音治療基本原則

　　嗓音治療方法依嗓音異常種類不同而彼此互異。然而因病患具有相似的發生機轉及學習理論，故在語言治療上具有共同的治療法則。Fisher（1975），Boone（1977），Greene and Mathieson（1989）以及 Aronson（1990）認為，機能性與器質性嗓音異常之治療原則必須包括下列幾項。

一、聽覺訓練

　　這是嗓音治療中最重要的治療技巧。其目的在教導病患確認及辨別不同的嗓音。利用聽覺回饋原理辨別正常與異常嗓音並進而改善自己的嗓音。聽覺訓練步驟包括：

　　1.記錄原始聽覺辨別能力。

　　讓病患辨別兩種聲音。若無法指出其中之異同則顯示其聽覺辨別能力不正常，必須給予聽覺訓練。

　　2.以原始聽覺辨別能力為基準給予聽覺訓練。

　　使用鋼琴、音笛或嗓音做出三種不同的音高，讓病患辨別。繼續增加音高種類直到病患能辨別一個八度音階為止。

　　3.音調記憶訓練。

　　讓病患記住兩個連續音符，並與另一組比較，指出兩者

之異同。繼續增加至四個音符。此法可以協助病患正確辨認各種不同的嗓音。

4.辨別好的嗓音與不好的嗓音。

將病患"好的嗓音"與"不好的嗓音"錄下並配對,讓其確認其間之差異。若病患能成功且迅速的指出"好的嗓音",聽覺訓練即算完成。這種聽覺回饋必須在治療初期、治療中期以及治療結束時實施,讓病患了解嗓音改變狀況。

二、放鬆練習

對骨骼肌肉過度緊張的病患來說,漸進式的放鬆練習可以幫助放鬆喉部肌肉(Jacobson E,1938,1964,1976;MacClosky DG,1977)。放鬆練習的方法有下列幾種:

1.比較緊張與放鬆的感覺。

坐在有靠枕的椅子上,用力坐直。聳起雙肩,下巴用力內縮,拉緊頸部肌肉,然後放鬆。將頭懶洋洋地躺在靠枕上,雙肩下垂,輕輕說"ㄚ",體會喉部肌肉放鬆的感覺。

2.放鬆頸部肌肉。

舒服地仰臥。假想脊椎,腿、手臂以及頸部肌肉柔軟無力。深深吸一口氣輕輕說"ㄚ"。體會頸部放鬆的感覺。以站姿及坐姿重覆做一遍。

3.頭部旋轉運動。

坐直身體,頭向前垂至胸部然後轉向右肩、後背、左肩,再垂向前胸。慢慢地輕輕轉動,你會感覺對側頸部肌肉

牽張。

　　4.張喉練習。

　　頸部放鬆、打哈欠，嘴巴自然張開。體會嘴巴至喉部的通道。假裝要打哈欠，想像張喉的感覺。吸一口氣，輕輕地說"ㄚ"。感覺喉部肌肉放鬆。

三、呼吸控制

　　絕大多數嗓音異常病患呼吸系統構造及功能正常。任何不正常的呼吸模式如胸式呼吸或鎖骨式呼吸可能由於焦慮及緊張造成。腹式呼吸或是橫隔膜式呼吸可以提供最大的肺活量。Greene（1972）利用下述方法，完成橫隔膜與肋間肌呼吸發聲方式。

　　1.手放腰部，慢慢呼吸，輕聲從一數到四。漸漸增加數
　　　字，每秒一個。

　　2.深吸氣，肋骨提高，從一數到十五。當數到十五至二
　　　十時，肋骨慢慢下降。

　　3.深吸氣。吐氣時，持續發"ㄙ"。感覺腹部向內收
　　　縮。

　　4.重覆1至3的動作。

四、確定最佳音高（optimum pitch）

　　使用最佳音高說話，可以用最少的力量發出最大的嗓

音，並達到最好的共鳴效果。選擇最佳音高的方法如下：

1. 放鬆與音量試驗。

從最舒適的音高開始，輕鬆地順著音階往上唱" ㄚ "，然後向下唱。找出一個用力最少，音量最大的音階，即是最佳音高。

2. 輕哼技巧。

輕鬆地發" 嗯嗯（ um － hum ）"，就像同意別人的問話。選擇第二個音階即為最佳音高。

3. 四分之一音域試驗。

Fairbanks（1960）認為一個人的最佳音高是位於從底部算起四分之一音域處。

輕鬆地唱" ㄚ "，順著音階往下唱，至最低音為止。再順著音階往上唱，至假聲最高音。對照鋼琴音符並計算音域。將音域換算成半音，除以四。將最低音域加上此半音數即為最佳音高。

五、改變姿勢

姿勢對呼吸有極大的影響（ Hixon TJ, 1987 ）。直立的姿勢可使肺活量增加到極限。坐姿或仰臥會減少肺活量。

對職業用聲者而言，不論坐著或站立必須保持頭部直立、肩膀向後、眼睛直視、雙腳分開。如此可以維持良好的肺部擴張、呼吸控制以及胸腔共鳴以避免拉緊聲。

六、禁聲（voice rest）

職業用聲者如歌手、演員、教師等在過度用聲後必須禁聲，使刺激過度的聲帶避免再受刺激。而接受喉部手術的病患術後禁聲，可以避免聲帶振動影響聲帶復原。禁聲時間大約三到七天。

七、嘗試錯誤

這是嗓音治療中最基本的概念。語言治療師必須不斷尋找病患最好以及最適當的發聲方式做為治療目標。一旦發現不適合，必須立刻停止，再繼續尋找最好的的方法。

八、類化

將新的嗓音放在聽覺記憶中。在發聲前先"預聽"以及"尋找"正確的嗓音。一旦學會控制新的嗓音模式，會說得愈來愈自然，並運用在日常交談語之中。

第三節　機能性嗓音異常治療

一、肌肉緊張性發聲困難（muscular tension dysphonia）

因骨骼肌肉過度緊張造成的嗓音異常稱爲肌肉緊張性發聲困難（Morrison, Nichol & Rammage, 1986）。病患在發聲時，發聲器官肌肉，特別是喉內肌過度緊張，造成聲門下壓增加及發聲過度用力，使聲帶失去規律的週期性振動。Gorden, Morton and Simpson（1978）稱之爲機能性嗓音異常（mechanical dysphonia）。而 Greene and Mathieson（1989）以及 Aronson（1990）稱之爲運動過度性發聲困難（hyperkinetic dysphonia）。

肌肉緊張性發聲困難主要症狀爲嗓音沙啞、氣息聲、硬起聲（hard glottal attack）、拉緊聲（vocal strain）以及音高過高（Aronson AE, 1990）。初期會出現肌肉疲乏，發聲時喉外肌有明顯過度緊張現象。喉鏡檢查結果發現聲帶前方閉合過度，而後方杓狀軟骨間有聲門空隙。Morrison, Nichol and Rammage（1986）認爲這是喉部肌肉緊張所造成。這種病患通常具有過度好勝、焦慮、沮喪等的人格特質。

Greene（1957）, Van Riper and Irain（1958）, Murphy（1964），Luchsinger and Arnold（1965）以及 Aronson（1990）認為症狀嗓音治療（symptomatic voice therapy）對骨骼肌肉過度緊張病患有極佳的效果。

　　骨骼肌肉過度緊張主要症狀是喉部到耳後再下行至胸部有持續性疼痛。喉部或咽部有哽塞感或拉緊感。語言治療師必須先檢查骨骼肌肉緊張現象並觀察治療後嗓音改善程度（Aronson AE，1990）。處理的步驟如下所示。

　　1.用食指與中指按住舌骨角尖並向後旋轉。輕輕用手指壓著，看是否感到疼痛。

　　2.將手指放在甲狀軟骨後方，重複上述動作。

　　3.把手指放在甲狀軟骨後方，將喉部輕輕向下按，並偶而向兩旁推動，檢查喉部位置是否下降。

　　4.讓病患發母音“Y”。注意其音質是否乾淨、音高是否降低。

　　5.一旦嗓音改善，重複練習母音、字及句子。

　　初期罹患者在治療數分鐘後，嗓音會恢復正常。長期患者則需數小時後才會恢復。若要維持穩定的嗓音，大約需要八次治療，一星期一次。

　　這種治療方法必須合併聽覺訓練、放鬆練習、呼吸控制、確定最佳音高、改變姿勢、嚐試錯誤以及類化，才能達到良好的療效。

二、慢性聲帶炎（ chronic laryngitis ）

慢性聲帶炎是聲帶黏膜長期水腫及發炎所造成。常伴隨有乾咳、喉嚨癢以及持續清喉嚨的現象。這種病患發聲時呼吸控制不好，以致產生鎖骨式胸部運動。用聲不當是造成此種病變的原發性原因。Morrison，Nichol and Rammage（ 1986 ）研究發現這些病患大多為沒有接受過正式歌唱訓練的成年男性歌手。此外，過度抽菸、喝酒、接觸灰塵與揮發物，以及持續性咳嗽都與慢性聲帶炎有關。

咀嚼練習可以減輕骨骼肌肉過度緊張（ Froeschels E，1952 ）。放鬆骨骼肌肉可以幫助調整聲帶大小以及聲帶閉合以使嗓音音質、音量、以及音高改善至最佳狀態。

咀嚼練習主要是讓病患一面做咀嚼動作一面發聲。利用咀嚼的原始反射動作放鬆舌頭、下頜、舌骨以及喉部肌肉。

三、聲帶瘜肉（ vocal polyp ）

聲帶瘜肉是最常見的喉部疾病（ Kleinsasser O，1968 ）。發生原因是因為用力大叫引起聲帶黏膜下出血而與周圍結締組織形成瘜肉（ Wilson DK，1987 ）。Luchsinger and Arnold（ 1965 ），Morrison，Nichol and Rammage（ 1986 ）認為聲帶運動過度是造成聲帶瘜肉最主要的原因。

四、聲帶結節（vocal nodule）

(一)成人聲帶結節

　　成人聲帶結節是由於用聲不當或用聲過度所造成。其外形為小的白色或灰色突起，位於聲帶前三分之一處。發生初期出現聲帶黏膜下出血，並合併聲帶邊緣水腫。而後黏膜漸漸纖維化形成結節。

　　聲帶結節的嗓音症狀為沙啞、氣息聲以及音高過低（Fisher HB & Logemann JA，1970；Aronson AE，1990）。常發生在歌手、教師、以及常喊叫小孩的家庭主婦身上。根據盛華、張學逸、傅秀雯以及張斌（民74）的研究調查結果顯示，臺北市國中教師聲帶結節發生率為7.8％，大約為全人口聲帶結節發生率的一百倍。女性罹患率遠高於男性。男女比例大約為五比一（Brodnitz FS, 1971）。病患的人格特質為喋喋不休、好勝心強、緊張、有突發或長期的人際問題、情緒壓力等。

　　而根據張昭明、陳永權、張新林、李振威、丁春忠、林成蹊、陳松林及陳益良（民68）為臺灣省立臺北師專及臺北市立師專音樂科女學生所作的聲帶檢查發現，34％出現泡沫現象（bubbling effect）。這種現象可能形成聲帶結節。張昭明、丁春忠、陳永權、陳益良、杜盛鴻及李銘恭（民69年）研究發現，臺灣國劇學生14.2％罹患聲帶結節。

　　聲帶結節的治療方法有三種：1.手術摘除合併術後嗓音治療；2.禁聲合併嗓音治療；以及3.嗓音治療。通常，大而突出的纖維化結節必須先做手術摘除再做術後語言治療（Arnold GE, 1988）。女性歌手或演員罹患微小結節必須完全禁聲，然後再做適當的嗓音治療。至於其他病患罹患微小結節或闊基底性結節，直接施予嗓音治療可以得到良好的效果。

　　嗓音治療可以採用小組治療方式。小組成員包括語言治療師，耳鼻喉科醫師以及精神科醫師。若病患爲職業歌手，必須包括歌唱指導老師。治療次數大約一星期兩次，持續六至十二星期。依病患本身特性採用個別或團體治療方式。

　　嗓音治療的主要目的是改正錯誤的發聲方法。治療步驟包括聽覺訓練、放鬆練習、呼吸控制、確定最佳音高、固定最佳音高、嚐試錯誤以及類化。

　　病患在第一次接受治療時就必須告知嗓音保健常識，以長期保持健康的嗓音。嗓音保健內容包括：

1. 戒煙或減少吸菸量。嗓音治療期間避免喝酒。
2. 在灰塵多的地方工作或居住必須戴上口罩。揮發性氣體容易造成喉嚨乾痛。
3. 空氣乾燥時必須多喝飲料或使用濕潤器。空氣調節器容易造成嗓音或呼吸器官問題（Ferguson D, 1988）。
4. 辛辣的食物會使嗓音症狀惡化，必須避免。若常有胃酸逆流現象，必須盡快請營養師調整菜單，以避免胃

酸傷害喉部黏膜。太冷或太熱的食物均會刺激上呼吸
道黏膜。

5.避免在噪音環境下說話。

6.避免用聲過度、說話太快、硬起聲、大聲說話或大聲
喊叫。

7.避免用力輕喉嚨或習慣性咳嗽。

8.使用正確的方法唱歌。

病患必須定期接受喉鏡檢查及嗓音評估以確定療效。

治療時必須與家人討論病患用聲習慣以及治療方法。父
母、配偶、親屬甚至子女在治療過程中都可以提供客觀的意
見以協助語言治療師順利完成治療。

(二)小孩聲帶結節

小孩聲帶結節的發生原因主要是用聲過度如大聲說話、
大叫、尖叫、咳嗽或清喉嚨。其病理變化與成人聲帶結節大
致相同。嗓音特徵也相似。

Nemec（1961）研究發現，罹患聲帶結節的小孩攻擊
性較強、人格較不成熟、應付環境壓力的能力也較差。
Mosby（1967）發現，這些小孩與父母的關係欠佳，且有
嚴重的依賴性。

Shearer（1972）認為有嗓音異常的學童，一半以上罹
患聲帶結節。而根據 Silvermann and Zimmer（1974）的研
究報告發現，23.4%的小孩有慢性嗓音沙啞。張斌、盛華與
馬文蘭於民國66年的研究報告中指出，臺北市七歲學童罹患

嗓音異常的比例為2.4%。而根據林寶貴的調查研究指出，臺灣地區四歲至十五歲兒童嗓音障礙出現率為12.68%（林寶貴，民73）。

小孩聲帶結節到了青春期大多會自然消失。所以在治療上以嗓音治療為主要方式。團體治療可以激發小孩的競爭心與學習動機。治療時間為一星期兩次，持續十二星期。治療小組成員必須包括語言治療師、父母、耳鼻喉科醫師、學校教師以及精神科醫師。治療步驟包括：

1.提供資訊。

用簡單的圖畫、照片、幻燈片或影片向病童解釋喉部的構造與功能。比較正常聲帶與聲帶結節，並說明嗓音變壞的原因。

2.聽覺辨別訓練。

利用錄音機比較正常嗓音與嗓音異常者之差異。在團體治療中比較病童與正常小孩嗓音之差異。最後，讓病童學會辨別三種不同的嗓音。嗓音間的差異愈小愈好。

3.發聲練習。

讓小孩了解在何種情況下最容易用聲過度。訓練病童說話時減低音量。遊戲或運動時使用哨子或其他發聲物代替喊叫。

使用軟起聲（soft glottal attack）說話。發聲時嘆氣，或用"ㄏ"起音都可以幫助減輕硬起聲。

與病童討論心中的焦慮、挫折、憤怒以及不愉快的經驗。語言治療師可由此評估用聲過度是否為了宣洩內在的情

緒障礙。

4.輔導父母。

向父母解釋爲何小孩需要做嗓音治療以及嗓音治療的方法。父母必須在家提醒孩子不要用聲過度或大聲尖叫。設計一份"大叫圖表"讓孩子每天記錄用聲狀況。依照小孩的進步情形給予鼓勵。

5.追蹤檢查。

爲了避免復發，每個病童必須持續做六個月的追蹤檢查。兩個月一次。

除了症狀嗓音治療外，聲調練習法（accent method, Damste PH & Lerman JW, 1975； Smith S & Thyme K, 1976 ）、行爲治療（ Skinner BF,1953， Wilson DK, 1987 ）以及負向學習（ negative practice, Wilson DK, 1987 ）均可用來治療小孩聲帶結節。

五、接觸性潰瘍（ contact ulcer ）

接觸性潰瘍主要由於用聲過度所造成（ Jackson C & Jackson CL, 1935 ）。病患在發聲時杓狀軟骨用力撞擊造成該處黏膜發炎、潰瘍、產生肉芽腫或贅瘤。嗓音特質多低沈、沙啞、以及發聲無力。發聲時喉部疼痛並有灼熱感。這種病症常發生在說話低沈的美國男性身上。英國及臺灣地區均極少見。這種差異可以解釋爲，美國男性比較喜歡用低沈的嗓音表現男性魅力（ Landes BA, 1977 ）。

接觸性潰瘍在發聲初期，可用禁聲與嗓音治療方式改善音質。已經形成的肉芽腫及贅瘤必須用手術摘除合併術後語言治療才能獲得改善。

除了用聲過度外，麻醉時使用過大的氣管插管也會傷害兩側聲帶突而引起接觸性肉芽腫（New GB & Devine KD, 1949）。Cherry & Margulies（1968）發現，胃酸逆流會造成喉部發炎並引起潰瘍。睡覺時墊高頭部並加上藥物治療可以改善這種病症。

六、假聲帶發聲（ventricular band voice）

喉部肌肉過度緊張或真聲帶發生病變均易造成假聲帶發聲。這種倒錯發聲方式在喉鏡檢查時可以發現病患吸氣時假聲門張開而發聲時假聲帶向中間靠近（Lehmann QH, 1965）。假聲帶發聲的嗓音特性為拉緊聲、沙啞以及高音過低。

治療時可以讓病患吸氣發聲、拉長、再吐氣發聲以幫助真聲帶閉合（Bonne DR, 1977）。若因真聲帶病變造成的假聲門發聲，必須先治療真聲帶問題或使用補救發聲方式幫助真聲帶閉合。

七、轉化性嗓音異常（conversion voice disorder）

這類嗓音異常源自於精神神經性疾病之轉化反應。病患

因長期或突發的情緒衝突使喉部肌肉失去自主控制而產生氣息聲、沙啞聲、假聲中斷、持續性假聲、拉緊聲以及喑啞（muteness, Aronson AE, 1990）。喉鏡檢查聲帶外觀正常；有些則會呈現弓形。發母音"ー"時聲帶不動，或向中間靠近後又突然張開。這些病患都能正常咳嗽（Aronson AE, 1964）。

　　轉化性嗓音異常並非常見的嗓音問題。Brodnitz（1965）調查一千六百七十七位機能性嗓音異常病患，發現僅有4.4%診斷為轉化性失聲。女性與男性比例為五比一（Barton RT, 1960；Aronson AE, 1969；Brodnitz FS, 1969）。

　　症狀嗓音治療對此類病患有極佳療效。成功率為86%至98%（Aronson AE, 1969；Brodnitz FS, 1969；盛華、張學逸、陳映雪及張斌，民國75年）。

　　嗓音治療步驟包括：

㈠教育病患

　　告訴病患其聲帶構造正常，且有能力發出正常的嗓音。暫時失去發聲功能的主要原因是由於內在情緒衝突使聲帶肌肉失去自主控制。

㈡直接嗓音治療

　　1.減輕喉部肌肉骨骼緊張。
　　2.發出喉聲。

讓病患輕咳、清喉嚨、輕哼或打哈欠。

3.發聲練習。

吸氣發母音" ㄚ "或" ㄡ ",然後吐氣發聲。推提練習（Boone DR, 1966； Brodnitz FS, 1969），以及指壓法（Brodnitz FS, 1969）都可以幫助聲帶閉合。

當嗓音穩定後,將母音轉換成單字、句子、短文以及口語交談。

4.噪音遮蔽法。

對於發聲練習無效的病患,使用噪音暫時遮蔽其聽力,可以引誘其不自覺發聲（Egan JJ, 1975）。噪音音量為60至70dB SPL。

(三)精神諮詢

一旦嗓音恢復正常,語言治療師必須與病患討論內在的情緒壓力以避免復發。

(四)轉介

若病患無法解決內在的情緒壓力,語言治療師必須將他轉介給精神科醫師或心理諮詢師以接受進一步精神治療。

八、變聲性假聲 (mutational falsetto)

男性成年後仍然用孩童時期較高的嗓音說話稱為變聲性假聲。Freud 認為這是由於男孩具有過度的戀母情節使他拒

絕長大成熟並使用成年男性嗓音說話。過度保護的男孩以及同性戀者也會出現這種症狀（Greene MCL & Mathieson L, 1989）。

　　病患聲帶構造及大小與一般成年男性相同。嗓音特質為假聲、音量弱、共鳴薄、氣息聲、沙啞以及音高單調。

　　嗓音治療的主要關鍵在如何讓病患發出第一個男性低沈的嗓音。治療的方法有下列幾種：

（一）用力發聲

　　讓病患深吸氣後發母音" ㄚ "，或是深吸氣後用力咳嗽，音高會立刻降低（McClosky DG, 1977； Aronson AE, 1990）。

（二）Gutzmann 技巧

　　發母音時，用手指將喉部用力向下拉。嗓音會立刻變得低沈。（Aronson AE, 1990）。

（三）舌壓法

　　用壓舌板將舌頭後方用力向下壓，然後讓病患大叫（Greene MCL & Mathieson L, 1989； Aronson AE, 1990）。

　　一旦男性低沈的嗓音出現，立刻叫病患重複發母音，要用力。然後進展至句子及口語交談。通常病患在第一次接受治療時就可以發出穩的低沈嗓音。全部治療次數只需三至五

次。

除了嗓音治療外，Isshiki, Morita, Okamura and Hiramoto（1974）使用甲狀軟骨成型術第三型（thyroplasty, TypeⅢ）治療變聲性假聲，得到成功的療效。

㈣不成熟的女性嗓音（immature voice in women）

成年女性用小女孩似的音高、共鳴以及構音方式說話，顯示其人格不成熟。治療上除了降低說話的音高、減少共鳴以及糾正構音習慣外，必須告訴病患其人格問題以幫助生活適應。

㈤變性者嗓音（trans–sexual voice）

絕大多數的變性者是將男性外觀及生理構造經由手術及藥物變成女性。而其原有的男性嗓音可用嗓音治療以及手術治療變得女性化。

傳統的嗓音治療方法可以幫助提高嗓音音高及音域。再配合女性說話的語調、句型以及用詞，可以有效地發出女性化嗓音（Kalra Ma, 1977；Bralley RC, Bull JL, Gore CH & Edgerton MT, 1978）。

Isshiki（1980）認為使用甲狀軟骨成型術第四型（thyroplasty, Type Ⅳ）、縱切聲帶或注射類固醇亦可幫助提高嗓音音高。然而這些手術方法仍在實驗階段，療效未定。

第四節　器質性嗓音異常治療

一、神經性嗓音異常

㈠聲帶麻痺（vocal fold paralysis）

　　上喉神經、返喉神經或中樞神經系統受到傷害會造成單側或雙側聲帶麻痺。最常見的單側聲帶麻痺原因是手術傷害、腦傷、車禍等。中樞或周圍神經系統受到感染，如腦炎、脊髓灰質炎、重肌無力症以及多發性神經炎會造成單側或雙側聲帶麻痺（Dedo HH, 1973； Lewy RB, 1976； Teixido MT & Leonetti JP, 1990）。有39％的單側聲帶麻痺原因不明（Lewy RB, 1976）。Holinger（1976）以及Newman（1976）研究發現，甲狀腺切除手術、脊髓灰質炎、柏金森氏疾病、腦血管病變等易造成雙側聲帶麻痺。

　　上喉神經麻痺之嗓音特質為音域變窄以及高音唱不上去。經由喉鏡檢查兩側聲帶運動正常（Greene MCL & Mathieson L, 1989； Bevan K, Griffiths MV & Morhaan MH, 1988）。

　　單側返喉神經麻痺之嗓音特徵為氣息聲，偶而會出現沙啞。病患的正常聲帶常會越過中線和患側聲帶閉合使嗓音恢

復正常（Dedo DD & Dedo HH, 1990）。

　　兩側返喉神經麻痺會使兩邊聲帶向中間靠攏而引起呼吸困難（Dedo HH, 1970, 1990）。

　　對於單側聲帶麻痺病患，嗓音治療可以改善聲帶閉合。Froeschels, Kastein and Weiss（1955）建議使用 " 用力閉合技巧 "，讓病患大聲咳嗽、大笑、清喉嚨、用力頂住桌子大聲發 " － " 等，可以有效地幫助聲帶閉合。

　　若發病六個月後，聲門仍然有很大的空隙，則必須接受手術治療才能改善。手術治療方法包括注射 Teflon（Teflon injection, Lewy RB, 1976；Dedo HH, 1973）、注射膠質（collagen injection, Ford CN & Bless DM, 1986）、甲狀軟骨成型術第一型（thyroplasty, Type Ⅰ）及杓狀軟骨閉合術（arytenoid adduction）（Isshiki N, Morita H, Okamura H & Hiramoto M, 1974）、舌下返喉神經接合術（hypoglossi － RLN anastomosis, Crumley RL, 1979）以及 Silastic 移植合併神經肌肉再支配（Silastic implant combined with nerve － muscle pedicle reinnervation, Tucker H, 1990）。

　　對於兩側聲帶開展麻痺（vocal fold abductor paralysis）病患，使用甲狀軟骨成型術第二型（thyroplasty, type Ⅱ, Isski N, Morita H, Okamura H & Hiramoto M, 1974）、杓狀軟骨切除術（arytenoidectomy, Woodmann D & Pennington CL, 1976； Newman MH & Work WP, 1976）、杓狀軟骨固定術（arytenoidopexy,

Clerf LH, 1950）、舌下返喉神經或上喉神經接合術（ansa
hypoglossi – RLN, ansa hypoglossi – SLN anastomosis,
Crumly, 1991）或是神經肌肉移植術（neuromuscular pedi-
cle transfer, Tucker H, 1979）均有極好的療效。

㈡痙攣性發聲困難（spastic dysphonia）

1. 閉合型痙攣性發聲困難（adduction spastic
   dysphonia）

閉合型痙攣性發聲困難病患在發聲時會產生聲帶閉合痙
攣現象。嗓音聽起來像被緊緊箝住。Dedo and Shipp
（1980）認為這種嗓音像是說話時提著很重的東西。發母音
" ㄚ " 時這種現象特別明顯。

這種病症發生之初偶而會有嗓音箝住現象。漸漸則出現
嗓音沙啞以及音高中斷。嚴重時說話沒有韻律且呼吸吃力。
這些現象在咳嗽、清喉嚨、大笑或唱歌時都會消失。

這種病症從發生到有明顯症狀出現大約三至五年，且會
慢慢惡化。呼吸道病毒感染或頭頸部外傷可能與此病有關。

使用喉頭纖維鏡檢查有時會發現不規則的喉部痙攣。軟
顎、舌頭以及頸部會有明顯顫抖。

此種病症在發生初期可以用嗓音治療減輕症狀。但在症
狀明顯出現後則需用手術治療才能獲得改善。Dedo
（1976）使用單側返喉神經切斷術（recurrent laryngeal
nerve dissection）造成單側聲帶麻痺以減輕病患發聲困難
問題。Cohen and Thompson （1987）注射臘腸菌毒素（bo-

tulinum toxin injection）入單側或雙側甲杓肌，使該處神經失去作用，以減輕痙攣現象。這種方法可以維持三到六個月的正常嗓音。當藥物失去作用後，必須再注射。

2. 開展型痙攣性發聲困難（abduction spastic dysphonia）

開展型痙攣性發聲困難病患發聲時，聲帶會產生張開痙攣現象。病患在開始發聲時會有發聲困難現象。發聲後聲音又會突然中斷並出現氣息聲。

這類病患在治療上相當困難。讓病患在說話時用力發聲以維持聲帶振動，可以得到一些療效。

(三)其他神經性嗓音問題

其他神經性疾病造成的嗓音問題包括假性延髓麻痺引起的痙攣性嗓音異常；延髓麻痺引起的弛緩型嗓音異常（flaccid voice disorder）；小腦失調症引起的嗓音控制失調（ataxia）；柏金森氏疾病引起的運動不足嗓音異常（hypokinetic voice disorder）；舞蹈症引起的快速型運動過度嗓音異常（hyperkinetic – quick voice disorder）；手指徐動症引起的緩慢型運動過度嗓音異常（hyperkinetic – slow voice disorder）以及運動神經原疾病與多發性硬化症引起的混合型嗓音異常（mixed voice disorder）。對於這些病症而言，嗓音治療效果相當有限。至於其他的治療方法，則有待進一步研究（Greene MCL & Mathieson L，1989；Aronson AE，1990）。

第五節　喉部腫瘤造成的嗓音異常及其治療

一、無喉者（laryngectomees）

　　習慣性抽菸、喝酒以及長期暴露在致癌環境中是造成喉癌的主要原因。早期症狀大多是持續性嗓音沙啞。有時會有喉頭梗塞、吞嚥疼痛以及呼吸困難現象。如果腫瘤太大或是侵犯到深處，必須做全喉切除手術（total laryngectomy），把喉頭全部拿掉，才能得到痊癒的機會（Bryce DP, 1979）。手術後病患失去聲帶不能說話，必須接受語言治療才能重新學會說話。這些病患稱為無喉者。對這類病患而言，言語復健的方法有三種。語言治療師必須依照病患手術後的生理狀況、學習動機以及家庭背景而做適當的選擇。

㈠食道語（esophageal speech）

　　主要是利用吸引法或注入法將咽部與食道連接處（pharyngoesophageal junction）打開，讓空氣經由此處進入食道上方。當空氣排出時，引發咽部與食道連接處肌肉收縮，振動黏膜與空氣柱發出聲音（Damste PH, 1958；Dey FL & Kirchner JA, 1961；Diedrich WM & Youngstrom

KA, 1966, 1977）。做出平常說話的嘴部動作並配合食道聲就可以說話。這種說話方式，稱為食道語。

㈡人工喉頭（artificial larynx）

人工喉頭有二種不同的形式。氣動式人工喉頭（pneumatic artificial larynx, Weinberg B & Riekena A, 1973）以及電子人工喉頭（electronic artificial larynx, Arnold GE, 1960）。依照病患的生理狀況及喜好做適當的選擇。

人工喉頭對於正在學習食道語、食道語音量不夠大聲以及無法學會食道語的病患都能幫助發聲。

㈢氣管食道語

使用手術導引呼氣由氣管進入食道而發聲。其原理與食道語相同。

1.隧道手術氣管食道語。

把殘留的氣管上端和食道連成一個通道。按住氣管造口，空氣可以自由進入食道以便發聲（Conley JJ, DeAmesti F & Pierce JK, 1958； Asai R, 1972； Amatsu M, 1980）。

2.活塞瓣氣管食導語。

Singer and Blom （1980）使用氣管食道穿刺術（tracheoesophageal puncture），在病患氣管與食道壁中間做一小孔，將幸保氏發聲瓣（Blom – Singer valve）放進孔中。說話時用拇指蓋住氣管造口，空氣經過發聲瓣進入食道與下

咽而發出聲音。

在這三種言語復健方法中，食道語是最自然的發聲方法。根據張斌與盛華（民77）所作的調查報告顯示，臺灣地區有14.3%的無喉者使用食道語說話，美國為26%（Gates GA, 1982），而日本則高達74%（銀鈴會，1985）。

病患除了接受語言訓練外，必須參加無喉者組織才能做好全面的生活適應。臺灣地區於民國75年成立中華民國無喉者復聲協會（張斌、盛華，民77；盛華、張學逸、張斌，民79），定期為北、中、南以及東部地區無喉病患做言語復健及生活適應指導。每年均舉行會員大會及言語復健研習會，效果良好。

第六節　結論

嗓音治療的主要目的是依病患喉部構造、發聲機能以及心理狀況的不同而將其嗓音恢復到滿足生活與工作上的需求。

嗓音治療必須根據發生原因並配合現有的嗓音症狀給予適當的症狀嗓音治療，才能達到良好的效果。手術治療必須合併術後嗓音治療才能避免復發。

重要名詞解釋

嗓音（voice）

經由聲帶振動所發出的聲音。

音高（pitch）

每秒鐘聲音振動的次數，在聽覺上稱為音高。

音量（loudness）

聲音振動的強度，在聲音中稱為音量。

音質（quality）

聲音的混雜性（complexity），在聽覺上稱為音質。

柔軟度（flexibility）

音高、音量以及音質的變化，聽覺上稱為柔軟度。

發聲困難（dysphonia）

聽者經由音高、音量、音質或柔軟度辨定為不正常的嗓音。

失聲（aphonia）

沒有喉音。嗓音聽起來有嚴重的氣息聲或是耳語聲。

喑啞（mute）

不能發聲也不能構音。

嗓音異常（voice disorder）

音質、音高、音量以及柔軟度與同年齡、同性別以及相同文化背景的人有差異，並自覺有嗓音問題。

症狀嗓音治療（symptomatic voice theraphy）

　　找出嗓音異常原因，並用嗓音治療改善其症狀。

最佳音高（optimum pitch）

　　在某一特定音高上發聲最輕鬆、音量最大以及柔軟度最好，此特定音高稱之。

禁聲（voice rest）

　　爲了讓手術後或用聲過度的聲帶得到充份休息，暫時停止發聲。

肌肉緊張性發聲困難（muscular tension dysphonia）

　　因發聲器官骨骼肌肉過度緊張造成的嗓音異常。

慢性聲帶炎（chronic laryngities）

　　因聲帶黏膜長期水腫及發炎所造成。

聲帶瘜肉（vocal polyp）

　　因用力大叫引起聲帶黏膜下出血，並與周圍結締組織形成之。

聲帶結節（vocal nodule）

　　由於用聲不當或用聲過度，使聲帶前三分之一處因過度摩擦而形成的纖維樣突起。

接觸性潰瘍（contact ulcers）

　　因用聲過度使杓狀軟骨用力撞擊而產生發炎、潰瘍、肉芽腫或贅瘤。

假聲帶發聲（ventricular bank voice）

　　果喉部肌肉過度緊張或眞聲帶有病變，造成發聲時假聲帶向中間靠攏。

轉化性嗓音異常（conversion voice disorder）

因長期或突發的情緒衝突，使喉部肌肉失去控制，而產生氣息聲、沙啞聲、假聲、拉緊聲以及喑啞。

變聲性假聲（mutational falsetto）

男孩因過度的戀母情節，使其在成年後仍然使用孩童時期的高嗓音說話。

不成熟的女性嗓音（immature voice in women）

成年女性因人格不成熟而用小女孩似的音高、共鳴以及構音方式說話。

聲帶麻痺（vocal fold paralysis）

因上喉神經、返喉神經或中樞神經系統病變或受傷造成單側或雙側聲帶運動不良。

痙攣性發聲困難（spastic dysphonia）

因呼吸道病毒感染，頭頸部外傷或不明原因的疾病造成發聲時，聲帶產生痙攣現象而引起發聲困難。

無喉者（laryngectomees）

病患因喉部腫瘤接受全喉切除手術。術後失去聲帶不能發聲，必須接受語言治療才能說話。

參考文獻

林寶貴（民73年）。我國四歲至十五歲兒童語言障礙出現率調查研究。教育學院學報，期9，119－158。

張斌、盛華、馬文蘭（民66年）。臺北市七歲學童語言缺陷調查研究。中華民國耳鼻喉科醫學會雜誌，卷12，63－73。

張斌、盛華（民77年）。無喉者的言語復健。中華醫學雜誌，卷42，23－28。

張昭明、陳永權、張新林、李振威、丁春忠、林成蹊、陳松村、陳益良（民68年）。聲樂學生之音聲生理學研究。中華民國耳鼻喉科醫學會雜誌，卷14，109－113。

張昭明、丁春忠、陳永權、陳益良、杜盛鴻、李銘恭（民69年）。國劇劇校學生的音聲問題。中華民國耳鼻喉科醫學會雜誌，卷15，62－65。

盛華、張學逸、陳映雪、張斌（民75年）。轉化性音聲障礙。中華民國耳鼻喉科醫學會雜誌，卷12，246－254。

盛華、張學逸、傅秀雯、張斌（民74年）。台北市國中教師音聲障礙調查研究。中華民國耳鼻喉科醫學會雜誌，卷20，186－194。

盛華、張學逸、張斌（民79年）。喉癌治療與言語復建。（再版）。台北市：中華民國無喉者復聲協會出版。

銀鈴會（1985）。**銀鈴會三十年史**。東京：銀鈴會。

Arnold, G.E. （1960）. Alleviation of alaryngeal aphonia with the modern artificial larynx. **Logos**, 3, 55 - 67.

Arnold, G.E. （1988）. Disorders of laryngeal function. **Otolaryngology – head and neck**, Ⅲ, Missouri：Mosby.

Amatsu, M. （1980）. A one stage surgical technique for postlaryngectomy voice rehabilitation. **Laryngoscope**, 90, 1378 - 1386.

Aronson, A.E., Peterson, Jr. H. W., & Litin, E.M. （1964）. Voice symptomatology in functional dysphonia and aphonia. **J Speech Hearing Dis**, 29, 367 - 380.

Aronson, A. E., Peterson, Jr. H. W. & Litin, E. M. （1966）. Psychiatric symptomatology in functional dysphonia and aphonia. **J Speech Hearing Dis**, 31, 115 - 127.

Aronson, A.E. （1990）. **Clinical voice disorders：An interdisciplinary approach**. （3rd ed.）. New York：Thieme Inc.

Asai, R. （1972）. Laryngoplasty after laryngectomy. **Arch Otolaryngol**, 95, 114 - 119.

Barton, R.T. （1960）. The whispering syndrome of hysterical dysphonia. **Ann Otol Rhinol Laryngol**, 64,

156 – 164.

Bevan, K., Griffiths, M.V., & Morgan, M.H. (1989) . Cricothyroid muscle paralysis：Its recognition and diagnosis. *J Laryngol Otol*, 103, 191 – 195.

Boone, D.R. (1966) . Treatment of functional aphonia in a child and an adult. *J Speech Hearing Dis*, 31, 69 – 74, 1966.

Boone D.R. (1977) . *The voice and voice theraphy.* (2nd ed.) . New Jersey：Prentice – Hall, Inc.

Bralley, R.C., Bull, J.L., Gore, C.H., & Edgerton, M.T. (1978) . Evaluation of vocal pitch in male transsexuals. *J commun Disord*, 11, 443 – 449.

Brodnitz, F.S. (1969) . Functional aphonia. *Ann Otol Rhinol Laryngol*, 78, 1244 – 1253.

Brodnitz, F.S. (1971) . *Vocal rehabilitation*. (4th ed.) . Rochester, Minnesota：American Academy of Ophthalmology and Otolaryngology.

Bryce. D.P. (1979) . The management of laryngeal cancer. *J Otolaryngol*, 8, 105 – 126.

Cherry, J., & Margulies, S.I. (1968) . Contact ulcer of the larynx. *Laryngoscope*, 78, 1937.

Clerf, L.H. (1950) . The surgical treatment of bilateral posticus paralysis of the larynx. *Laryngoscope*, 60, 142.

Cohen, S.R., & Thompson, J.W. (1987) . Use of bo-tulinum toxin to lateralize true vocal cords. A biochemi-cal method to relieve bilateral abductor vocal cord paral-ysis. *Laryngoscope*, 96, 534 – 541.

Conley, J.J., DeAmesti, F., & Pierce, J.K. (1958) . A new surgical technique for the vocal rehabilitation of the laryngectomized patient. *Ann Otol Rhinol Laryngol*, 67, 644 – 645.

Crumley, R.L. (1991) . Laryngeal reinneration tech-niques. Ford, C.N. & Bless, D.M. *Phonosurgery* ： *Assessment and surgical management of voice disorders*. 201 – 212, New York ： Raven Press.

Damste, P.H. (1958) . Oesophageal speech. Groningen ： Hoitsema.

Damste, P.H., & Lerman, J.W. (1975) . *An intro-duction to voice pathology. Functional and organ-ic*. Springfield, IL ： Thomas.

Dedo, H.H. (1970) . The paralyzed larynx ： An elec-tromyographic study in dogs and humans. *The Laryn-goscope*, 80, 1455 – 1517.

Dedo, H.H., Urrea R.D., & Lawaon, L. (1973) . In-tracordal injection of Teflon with treatment of 135 pa-tients with dysphonia. *Ann Otolaryngol*, 82, 661 – 667.

Dedo, H.H. （1976）. Recurrent laryngeal nerve section for spastic dysphonia. **Ann Otol**, 85, 451.

Dedo, H.H., & Shipp, T. （1980）. **Spastic dysphonia − A surgial and voice therapy treatment program**. Houston, Texas：College − Hill Press.

Dedo, D.D., & Dedo, H.H. （1990）. Vocal cord paralysis. **Otolaryngology − head and neck, Vol IV**, Philadelphia：Saunders company.

Deal, R.E., McClain, B., & Sudderth, J.F. （1976）. Identification, evaluation, therapy, and follow up for children with vocal nodules in a public school setting. **J Speech Hearing Dis**, 41, 390 − 397.

Dey, F.L, & Kirchner, J.A. （1961）. The upper esophageal sphincter after laryngectomy. **Laryngoscope**, 71, 99 − 114.

Diedrich, W.M., & Youngstrom, K.A. （1966, 1977）. Alaryngeal speech. Springfield, IL：Charles C. Thomas.

Egan, J.J. （1975）. Use of the Lombard response in cases of hysterical aphonia. **Arch Otolaryngol**, 101, 557.

Fairbanks, G. （1960）. **Voice and articulation drillbook**. New York：Harper & Row.

Ferguson, D. （1988）. **Indoor air pollution − the concern of architects**. Building Owner and Manager.

Ford, C.N., & Bless, D.M. (1986) . Clinical experience with injectable collagen for vocal fold augmentation. *Laryngoscope* , 96, 863 – 869.

Fisher, H.B., & Logemann, J.A. (1970) . Objective e-valuation of therapy for vocal nodules. A case report. *J Speech Hearing Dis* , 35, 277 – 285.

Fisher, H.B. (1975) . *Improving voice and articulation.* (2nd ed.) . Boston : Houghton Mifflin Company.

Froeschels, E. (1952) . Chewing method as therapy. *Arch Otolaryngol* , 56, 427 – 434.

Froeschels, E., Kastein, S., & Weiss, D.A. (1955) . A method of therapy for paralytic conditions of the mechanisms of phonation, respiration, and glutination. *J Speech Hearing Disord* , 20, 365 – 370.

Gates, G.A., & Hearne Ⅲ E.M. (1982) . Predicting esophageal speech. *Ann Otol Rhinol Laryngol* , 91, 454 – 457.

Gordon, M.T., Morton, F.M., & Simpson, J.C. (1978) . Airflow measurements in diagnosis assessment and treatment of mechanical dysphonia. *Folia Phoniatr* , 30, 161.

Greene, M.C.L., & Mathieson, L. (1989) . *The voice and its disorders.* (5th ed.) . London : Whurr

Publishers.

Greene, M.C.L. （1957, 1972）. *The voice and its disorders*. New York： Macmillan.

Hixon, T.J. （1987）. *Respiratory function in speech and song*. London： Taylor & Francis.

Holinger, L.D., Holinger, P.C., & Holinger P.H. （1976）. Etiology of bilateral abductor vocal cord paralysis. *Ann Otolaryngol*, 85, 428－436.

Isshiki, N., Morita, H., Okamura, H., & Hiramoto, M. （1974）. Thyroplasty as a new phonosurgical technique. *Acta Otolaryngology*, 78, 451－457.

Isshiki, N. （1980）. Recent advances in phonosurgery. *Folia Phoniatr*, 32, 199.

Isshiki, N. （1989）. *Phonosurgery： Theory and practice*. Tokyo： Springer－Verlag.

Jackson, C., & Jackson, C.L. （1935）. Contact ulcer of the larynx. *Arch Otolaryngol*, 22, 1.

Jacobson, E. （1938）. *Progressive relaxation*. （2nd ed.）. Chicago： University of Chicago Press.

Jacobson, E. （1964）. *Anxiety and tension control. A physiologic approach*. Philadelphia： J. B. Lippincott Co.

Jacobson, E. （1976）. *You must relax*. （5th ed.）. New York： McGraw Hill Book Co.

Kalra, M.A. (1977). Voice therapy with a transsexual. Paper presented at the American Speech and Hearing Association Convention. Chicago.

Kleinsasser, O. (1968). *Microlaryngoscopy and endolaryngeal microsurgery*. translated by P.W. Hoffiman. Philadelphia：W.B. Saunders.

Landes, B.A. (1977). Management of hyperfunctional dysphonia and vocal tension. M. Cooper & M.H. Cooper. *Approaches to vocal rehabilitation*. Illinois：Thomas.

Lehmann, Q.H. (1965). Reverse phonation. A new manoeuvre for examining the larynx. *Radiology*, 84, 215.

Lewy, R.B. (1976). Experience with vocal cord injection. *Ann Otolaryngol*, 85, 440－450.

Luchsinger, R., & Arnold, E. (1965). *Voice, speech and language*. London：Constable.

McCloskey, D.G. (1977). General techniques and specific procedures for certain voice problems. Cooper, M., & Cooper, M. H. *Approaches to vocal rehabilitation*. Springfield, Ⅲ：Charles C Thomas.

Morrison, M.D., Nichol, H., & Rammage, L.A. (1986). Diagnostic criteria in functional dysphonia. *Laryngoscope*, 94, 1.

Mosby, D. (1967) . Predominant personality characteristics of 25 children with voice disorders. Paper presented at the American Speech and Hearing Association Convention, Chicago.

Murphy, A.T. (1964) . *Functional voice disorders*. New Jersey : Prentice – Hall.

New, G.B., & Devine, K.D. (1949) . Contact ulcer granuloma. *Ann Otol*, 58, 548.

Nemec, J. (1961) . The motivation background of hyperkinetic dysphonia in children. A contribution to psychologic research in phoniatry. *Logos*, 4, 28 – 31.

Newman, M.H., & Work W.P. (1976) . Arytenoidectomy revisited. *Laryngoscope*, 86, 840 – 849.

Shearer, W. (1972) . The diagnosis and treatment of voice disorders in school children. *J Speech Hearing Dis*, 37, 215 – 221.

Silverman, E – M., & Zimmer, C.H. (1974) . Incidence of chronic hoarseness among shcool – age children. *J Speech Hearing Dis*, 40, 211 – 215.

Singer, M.I., & Blom, E.D. (1980) . An endoscopic technique for restoration of voice after laryngectomy. *Ann Otol*, 89, 529.

Skinner, B.F. (1953) . *Science and human behaviour*. New York : Macmillian.

Smith, S., & Thyme, K. (1976). *Statistic research on changes in speech due to pedagogic treatment (the Accent Method)*. Folia Phoniatr, 28, 98.

Teixido, M.T., & Leonetti, J.P. (1990). Recurrent laryngeal nerve paralysis associated with thoracic aortic aneurysm. *Otolaryngology — Head and Neck Surgery*, 102, 140 – 144.

Tucker, H. (1979). Reinnervation of the paralyzed larynx. A review. *Head and Neck Surgery*, 1, 235 – 242.

Tucker, H. (1990). Combined laryngeal framework medialization and reinnervation for unilateral vocal fold paralysis. *Ann Otol Rhinol Laryngol*, 99, 778 – 781.

Van Riper, C., & Irwin, J.V. (1958). *Voice and Articulation*. New Jersey： Prentice – Hall.

Weinberg, B., & Riekena, A. (1973). Speech produced with the Tokyo artificial larynx. *HSHD*, 38, 383 – 389.

Wilson, D.K. (1987). *Voice problems of children*. (3rd ed.). Baltimore： Williams & Wilkins.

Woodman, D., & Pennington, C.L. (1976). Bilateral abductor paralysis. *Ann Otolaryngol*, 85, 437 – 439.

8

口吃的理論與治療

第一節　何謂「口吃」?

一、口吃的定義

　　一般人印象中的「口吃」,指的是說話結結巴巴、有口難言。話語不是斷續不接,便是「如鯁在喉」,再不然就是奮力想表達心中想說的話卻不得其法。根據美國口吃大師Van Riper (1971;1982) 對「口吃」所下的定義,口吃是「無法自我控制」的說話流暢性失調,不管是重複的發出同一個字音,或是將字音拉長,當事人往往因此感到挫折或尷尬。在此「無法自我控制」是一個很重要的指標,用來區分「口吃」和一般人在緊張狀況可能發生的說話不順。

　　Van Riper (1971;1982) 將口吃分為兩類,一類是可觀察到的言語和身體行為,另一類是不易觀察到的心理反應。可觀察到的行為,又分為「核心行為」(core behavior) 和「附屬行為」(accessary behavior)。所謂的「核心行為」所呈現的說話特徵,包括字音重複、拉長、或說話器官僵住不動 (如聲帶無法靠緊以振動)。至於「附屬行為」中常見的是,說話時呈現唇部的抖動、雙唇緊閉不開、雙唇向外展開來而難以閉合、身體僵直不動 (如緊握拳頭)、屏住呼吸、或直冒冷汗等等。以上可能的言語不協調

與肢體上的掙扎、僵直所導致的口吃現象，可能是口吃患者為了避免口吃所衍生出的「策略」—如延緩該說的字音，轉移話題、不願繼續說下去、或乾脆作些其他的事，再不然就是運用其他肢體動作（如不斷的眨眼、拍腿、聳肩、或跺腳等）來協助說話。第二類不易觀察到的行為反應，包括口吃患者的焦慮、挫折、尷尬、罪惡、羞愧、或對外在環境與人事感到厭倦、或敵意。這一類患者通常視開口說話為畏途，有的則乾脆避開說話的場合。事實上，依筆者的看法，Van Riper 在將不易觀察的行為分類時，應同時包括難以由肉眼窺見到的生理反應。如聲帶張開不合、或僵直不動以致難以振動發聲，或聲帶肌肉緊張度在發生口吃之前與口吃當兒有顯著增強的情況，以致通過聲帶的氣流不順而無法保持說話的順暢度等現象。

　　Wingate（1988）則將口吃現象分為三大類：言語特徵（speech characteritics）、附屬特徵（accessory features）、以及相關特徵（associated features）。其中「言語特徵」又分基本上的字音重複、拉長、猶豫、停頓、插入、字音中斷、修正與句子不完整等現象，這些現象不僅包括一般可以聽出來的言語特色，同時也包括聽不出來的說話器官（如唇、舌、或聲帶等）的停滯不前。至於「附屬特徵」則指與說話時可能呈現的雙唇緊閉、雙唇外展、摒住呼吸、或音調上揚等現象，以及借用身體部份所作任何補助動作。最後一類的「相關特徵」指的是正面或負面的對口吃問題的情緒反應狀況。總之，根據 Wingate 的定義，「口

吃」一詞所反映的是一個人的言語表達不流暢或中斷現象，
這些現象則又有其「非自主性」與難以由個人的意識來控制
之的特色—有時旁人可以聽出來，有時旁人聽不出來，但可
以由觀察口吃者本身的表情來推知：「口吃者是否正經驗著
一種內在生理機轉的不協調」。上述這個定義正是 Wingate
（1988）另外提出的「發聲假設」（vocallization hypothe-
sis）的基礎。這個假設所強調的是口吃的形成，乃來自口
吃者聲帶的緊張度與其開合及振動的協調問題。

　　至於 Stromsta（1986）則對口吃的定義提出如下的指
標：口吃者的「主要」行為特徵指的是「字音突然的中
斷」。這些現象通常發生在音節中的母音，也正是言語動作
控制上的不協調所導致的停頓。通常這種突然間的說話停滯
現象會迫使某個字音或音素不斷的重複，其結果可能造成之
後的字音延長（prolongation）（尤其是在英文字音的「開
頭」）或無法順利發出第二個字音等現象。Stromsta 稍後
指出「口吃」乃是神經生理的不正常所導致的，也因此口吃
治療的最主要目標應針對其「主要」的口吃行為特徵（如不
自主的字音中斷或停滯），而非因其所導致的次要特徵（如
字音重複、拉長、以及困難起音）。換句話說，口吃者因其
神經生理上的缺陷（如神經傳導失調）而引起其言語表達無
法「一氣呵成」時所衍生出的獨特策略。很可惜的是，這些
在情急下所發展出或有意使用的策略很少是正確有效的。以
致於即使口吃情況也許隨著年歲而有改善，但仍無法完全透
過其自由意志加以控制住。

二、口吃的特色

一般說來，口吃的本質可分為主要的行為特徵（包括字音之重複、拉長與停滯）和次要的行為或心理特徵（例如快速的將話帶過，避免開口，或有不斷的眨眼或其肢體上之怪異動作—如聳肩、拍腿、或跺腳等）。從科學評量學的角度上，我們可以透過「聲紋分析儀」（sound spectrography）或其他生理測量工具，如「肌電圖測定」（electromyography, EMG），「聲帶電圖測定」（electroglottography, EFF），或「氣流計量器」（spirometer）所提供的資料來協助臨床人員在聽覺或視覺上有一客觀的憑據。

口吃的特色可分為：「分歧性或變異性」（variability）、「頑固性」（persistence）、「可預性」（predictability）、「適應性」（adaptation）、以及「自然恢復」（spontaneous recovery）。

「分歧性或變異性」指的是，患者往往因情境的不同或語言學上的特性，口吃現象呈現不一致或不穩定的情況。通常患者在自言自語或唱歌的時候，可能相當流暢；面對主管或很多人的場合，可能就會呈現很嚴重的口吃現象。面對某些特定的人（也許是陌生人，有權威的人或異性），口吃情況可能較面對熟識的朋友時來得嚴重。另外，患者的口吃也可能因生理或心情而呈現時好時壞的情況。這種不穩定不僅發生在不同人身上，也往往發生在同一個人身上。所不同的

是變異程度的大小罷了。

「頑固性」指的是在某些狀況下，患者的口吃之發生是可以被預期的。如患者往往比較容易卡在第一個字音上，或對發某些字音感到特別的困難。當然這種現象通常隨著不同患者而有其獨特的困難，同時不同患者對口吃發生的自我覺察度上也有差異。有的患者對舌尖音（ㄉ、ㄊ、ㄌ）特別感到困難，有的則常卡在雙唇音上（ㄅ、ㄆ、ㄇ）。雖然口吃的發生沒有絕對單一的狀況，不過只要我們能將各種狀況、語言組合、次序、以及語意之特色加以仔細的分析與整合，口吃的發生多少是可以預測的。「頑固性」另外指的是患者的口吃問題，一旦發展到一個程度（特別是指成人的口吃現象），其預後性可能因而較差。再不然就是口吃現象雖經過治療而改善許多，但仍會有「舊疾復發」的情況發生。因而口吃專家都有一個共識，即口吃現象一旦形成，將是患者一輩子所必須面對與克服的。對於口吃本身所造成的口吃的「頑固性」，Perkins（1979）提出幾種可能的說明：

（1）「習慣性」的口吃反應乃來自長期的經驗累積。

（2）對方的表情或催促的行為（如打斷）造成口吃患者緊張不安，導致他們的說話更不順暢。

（3）口吃可能帶來意外收穫或好處（如引起父母注意或得到他們特別的允許）。

（4）內心敵意或攻擊性表達於外的一種方式。

口吃的另一特色是「適應性」。所謂口吃「適應性」指的是患者在不斷的重複朗讀同樣的句子、或短文之後，其口

吃現象自然而然的減少或消失、或者口吃的嚴重度也因而大大減輕。長期以來，諸多的研究曾以此一「適應性」特色為主題，探討有關口吃的本質與可能的成因。同時也被用來做為治療的一種策略，以及預後的一項指標。最早的研究可追溯到1930年代，如 Van Riper 與 Hull （1934）以及 Johnson 與 Knott （1937）。此時研究乃著重在此一特性所可能導致口吃狀況的改善，並指出由實驗所導出的「適應曲線」（adaptation curve）可以用來反映治療的效果。他們同時推測口吃患者只要能在某一特定的實驗設計下，透過朗讀練習與對話演練，而能有效的控制口吃現象，在臨床上，我們應可期望類似的控制效果情況發生。Johnson, Darley, 與 Spriestersbach （1952）進一步使用「適應效果」對口吃嚴重程度加以預測與評估。他們認為口吃狀況能在多次重複的朗讀同一短文下大有改善者，其口吃治療效果要比口吃情況未見減輕的患者來得樂觀。Wingate （1976）在「適應效果」的回顧報告中，明確指出唱歌、朗誦、合唱、與邊說話邊打節拍等方法皆可達此一適應效果。

　　另外有所謂的「遮掩法」（shadowing），如「噪音干擾」（masking noise）與「聽覺延宕回饋」（delayed auditory feedback, DAF）。依 Wingate 的看法，這些策略之所以奏效的原因是，由於母音被拉長因而減緩了說話速度，口吃也因而減輕。針對此一說法，Starkweather（1982）加以補充與澄清。他指出減緩了的說話速度，並非單純由於說話者將母音拉長所造成的。事實上，Klatt （1974）的研究報

告指出當說話的速度減慢時，子音也同時被拉長了。另外，Stevens 與 House（1963）則強調由於構音器官（唇、齒、舌、顎等）相互之間的重疊程度減少，而使得說話的速度變慢了。

此外，口吃尚有其「自然恢復」的特色。在此，首先必須澄清的一點是，所謂的「自然恢復」指的不是口吃現象「突然的」消失。所謂的「自然恢復」指的是口吃現象在未經過治療的情況下，卻隨著時間而慢慢的減輕、及至完全的消失。根據 Van Riper（1982）對過去文獻的歸納，不同調查報告發現孩童的口吃自然恢復率低至17.8%（Dostalova & Dosuzkov, 1965）與40%（Milisen & Johnson（1936），而高至80%（Froeschels, 1948；Bryngelson, 1938）與94%（Andrews & Harris, 1964）。至於「自然恢復」的年齡雖缺乏實際上的統計資料，一般說來，大部份的自然恢復乃在學齡前後。只有少數人的口吃現象之自然恢復發生在成人之後。

三、口吃的發展階段

雖然一大半（80%）孩童的口吃問題，只持續一段時期便會隨著年歲之增長而自然消失，仍有不少孩童的口吃問題，不僅未隨著年歲而減輕或消失，卻反而更加嚴重，乃至成了一輩子的遺憾。一般說來，真正的口吃問題有其形成的步驟與發展的過程。Froeschels（1964）首先提出植基於四

個向度的「口吃發展七步驟」。所謂的四個向度指的是：
（1）口吃的行為特徵（如音節、或字音的重複、以及字音
的拉長），（2）說話的速度（如快、慢、或正常），（3）
身體與口語肌肉的緊張程度，（4）孩童本身對口吃的覺察
度與反應（如輕鬆的停頓後，馬上繼續往下說或重說一遍，
不斷的嘗試將話說出來，用力的掙扎著要把話說出來）。相
對於 Van Riper（1963）將口吃發展分為主要、過渡、與次
要時期，Froeschels 的口吃發展七步驟要來得具體多了。

　　話雖如此，Bloodstein（1960；1961）的「口吃演進
四階段」則又比 Froeschels 的七步驟來得更詳盡些。Blood-
stein 根據對四百一十八個口吃者所作的調查與研究，而將
口吃者的口吃現象依其所表現出來的言語、身體行為特徵、
以及心理的反應予以分為「初發期」（incipient）、「過渡
期」（transitional）、「確定期」（confirmed）、以及
「刁難期」（advanced）。每一階段基本上乃依據如下八個
向度來劃分：（1）重複字音，（2）拉長字音，（3）說話
順暢的時候，（4）口吃現象出現頻數、或口吃現象有漸趨
嚴重的傾向，（5）口吃者本身對口吃現象的覺察度，（6）
口吃的型態（如字、音、或短句，介詞、代名詞、或連接詞
等呈現口吃的現象），（7）伴隨口吃而發生的言語異常或
怪異的肢體動作。（8）口吃者本身的情緒反應與處理態
度。這種階段式的分法不僅提供臨床人員一個有系統的評估
依據，而且有助於決定治療的程序與方法。此外，Blood-
stein 也將此一分法與口吃者可能的年齡作一相對性的連

結，他建議口吃的「初發期」大致相對於學齡前的階段，口吃的「過渡期」相對於小學階段，口吃的「確定期」相對國中到高中階段，而口吃的「刁難期」則相對於高中以上的成人階段。

四、口吃行為的觀察與可能的成因

根據美國口吃專家們多年來的研究結果，來自家族中有口吃患者的人，其口吃發生率遠比來自從沒有口吃患者的家庭的人來得高（Sheehan & Costley, 1977; Bloodstein, 1981; Van Riper, 1982; Andrews et al., 1983）。對此一結論，一般推測有三種可能的原因：（1）家族對口吃者的說話問題持有既定的態度與看法（Johnson, 1967），如過度擔憂、強迫矯正、嚴加譴責，（2）潛在的家族遺傳基因（Kidd, 1984），（3）一些使用「聽覺延宕回饋」技術的研究報告指出，「聽覺延宕回饋」往往對一般人的說話造成干擾（Black, 1951; Fairbanks, 1954），卻反而讓口吃者的口吃現象有所改善（Novak, 1978; Conture, 1974）。此一發現，不免讓人推測，口吃者的聽覺系統在處理訊息的過程可能與一般人有所不同。在1968與1978年代，由於「同步聆聽」（dichotic listening）的實驗法正風行，不少研究因而採用此一技術對口吃者與非口吃者的聽覺反應加以比較。例如 Perrin （1969）的研究發現口吃者在接受「具有兩個音節的英文字音與帶有節拍的英文字音」之測試中，表

現出顯著的「左耳優勢」。由於「同步聆聽」實驗法被認定「不僅可反應出聽知覺（auditory perception）且可多少測知大腦之優勢（cerebral dominance）」，口吃者所呈現出的左耳優勢因而被用來推論其大腦優勢在於右半球─這顯然與大多數人呈現「左半腦優勢」的事實有所不同。儘管如此，必須注意的一點是此類研究所牽涉的問題相當複雜，因此僅憑簡單的實驗結果是很難下予定論的。

　　至於對口吃者與生俱來的「言語動作能力」的研究有相當長的歷史。例如 West 早在1929即指出口吃者其重複運轉構音器官的反應比非口吃者來得慢些。又如 Adams 與 Hayden （1976）在對口吃者與非口吃者的「發聲反應時間」（voice reaction time）測試中發現，口吃者不管是在啟動發聲（initiation）或終止發聲（termination）的反應上都比非口吃者來得遲緩。McFarlane 與 Prins （1978）在對聽覺與視覺反應研究中進一步指出，口吃者顯著緩慢僅呈現在「聽－動」（auditory－motor）反應上。在「視－動」（visual－motor）反應上，口吃者與非口吃者的時間反應則沒有什麼顯著的差別。這不一致的研究結果或許結果與研究方法、程序、與假設之不同有關，因此我們對研究結果的解釋應予保留，而不宜遽下定論。

　　在過去二十年來，不少學者採用「肌電圖測定」與「聲帶電圖測定」對口吃者的說話（包括順暢與不順暢的話語）加以探討與研究。Freeman 與 Ushijima （1978）以「肌電圖測定」技術觀察口吃者在說話時聲帶肌肉的電波反應。他

們的研究發現，「口吃者的喉部聲帶的催動肌（agnoist）與對抗肌（antagnoist）的電位相當高，同時兩者之間的相互收縮作用有失調之跡象」。這種非尋常的肌肉反應不僅出現在口吃現象發生時，而且也出現在口吃者說話順暢而無口吃現象的言語表達裡。為了免於因肌電波所可能帶給受試者的不適，特別是年幼的受試者忍受度與耐性相當有限，Conture（1984）因而首先採用「聲帶電圖測定」技術來對口吃孩童的聲帶振動波型予以分析。Conture 指出口吃孩童的聲帶波型所呈現的不規則振動雖未達顯著不同，卻多少反映出其言語動作協調功能比起非口吃孩童的語動協調能力來得差。總之，這兩種技術各有其利弊，其所提供給研究者的資料也不同。研究者往往依其本身的研究興趣與所關心的重點不同而採用不同的技術。

　　此外，由不少臨床語言治療人員與學校教師的觀察所得發現，孩童的說話不順暢或口吃現象可能與語言發展與言語、語言能力有密切的關聯。這一揣測可由早期的一些研究調查得到支持，如 Bloodstein（1958），Williams 與 Silver-man（1968），以及 Kline 與 Starkweather（1979）、Blood 與 Seider（1981）等都指出，口吃孩童兼有語言發展遲緩、某一特殊語言問題，或構音障礙的比例相當高。Haynes 與 Hood（1977）則明確的指出口吃孩童用到複雜的句子結構時，其口吃現象的發生率較高，也可能因而更加嚴重。依 Gregory（1986）的推論，有關語言、言語表達之間的相關性或許可歸因於口吃者本身的生理基因之缺陷所

造成的。

　　另一可能造成口吃的因素乃是一般所說的「外在環境的影響」。有的專家認爲環境因素是造成口吃的主因（如Glasner，1978；Sheehan，1975）。有的專家則持較保守的看法，如 Van Riper （1973；1982），Riley 與 Riley（1983），以及 Gregory（1985b）等人認爲環境因素基本上乃與生理基因互動因而促成口吃的發生，單是環境因素未必能導致口吃現象的產生。根據Johnson（1959）對口吃形成所提出假設，口吃之形成乃來自三種可能的變項：（1）孩童口吃嚴重的程度，（2）旁人對孩童口吃的反應與態度，（3）孩童本身對其口吃的覺察度，以及旁人所持的對口吃的態度與敏感度。舉例來說，Meyers 與 Freeman（1985b）指出，口吃者的母親在與小孩互動時，講話速度似乎比非口吃者的母親要來得快。

第二節　口吃的理論

一、各家觀點

　　傳統上，學者們總認爲口吃是可以歸因於單一的因素上，因而不同學派衍生出其獨一的口吃構因說，例如早期的「神經官能症」（neurosis）、「器質說」（organism）、

「學習論」（learned behavior）、到「回饋干擾」（disturbed feedback）—即「聽覺延宕回饋」與「噪音干擾」（making noise）等等、乃至近二十年的「言語－動作失調」（disordered coordination）與言語動作在「時間上的配合不恰當」（mistiming）的說法。

　　所謂「神經官能症」意謂當事人身受某種不愉快的感覺，無法了解或接受該種感覺，以至衍生出某一特殊的行為或症狀。也就是說，口吃的產生乃由於情緒上之無法疏通所轉化而成的一種宣洩方式。也因此在很多國家裡（如日本、印度、以及東歐國家），「心理治療」曾被大量用來處理個體的口吃問題。在一九七〇年代以前，相信口吃是由這種因素所造成的文獻相當多—只不過大部份在研究法上缺乏應有的嚴謹態度。因此，到了一九七〇年代之後，僅有少數的人仍持此一「神經官能症說」。

　　「器質說」早期所強調的是，口吃純粹導因於口吃者本身說話器官在先天上的缺陷，如舌頭太大、太濕、太乾、或舌頭肌肉強度不夠、或舌頭運轉呆滯或不靈活。而所謂的「先天」指的是遺傳上的傾向、左右大腦的優勢、左右手的運用偏好、或中樞聽覺之傾向等等。長期以來，諸多研究針對以上這些可能原因予以探討，至今仍是眾說紛云，各持己見。不僅心理學家與精神科醫師拒絕接受這種以先天器質上之缺陷來解釋口吃的形成，就如他們相信精神分裂症者未必有其遺傳上的基因一樣。同時語言治療專家也認為「先天器質缺陷說」無法對口吃的一些特性（如變異性、適應性、與

自然恢復等）加以詮釋。他們認為，若口吃乃起因於先天器質上的缺陷，照理就不應呈現有時有時無、或時好時壞、乃至自然消失與恢復的現象。話雖如此，「器質說」的擁護者卻否絕這種推論，並以「癲癇症」為例來反駁。他們認為口吃現象一如癲癇現象，當症狀不存在時，患者就像一般正常人。即使口吃所具有的自然恢復的特性也無關於器質說之存在。

至於「口吃學習說」之先驅應屬 Amman（1700）。他首先提出口吃乃是一種「不好的習慣」，而與器官或機體上之缺陷無關。因此，在他對口吃治療的過程中，他強調訓練口吃患者破除這種不良習慣。其通常所用的策略是，大聲說話、緩慢說話、或向朋友默背事先準備好的短文。在 Amman 之後的一百年，「進化論」的創始者 Charles 達爾文之祖父 Erasmus 達爾文，由觀察 Charles 達爾文的口吃，因而提出其獨特的看法，他假設口吃乃來自於情緒上的制約，對言語動作之協調造成中斷。他因此建議針對有困難的字音或音節予以不斷的練習，並學習如何以放鬆的方式，輕輕的發出塞音（plosives）—［b］、［p］、［d］、［t］、［g］、［k］。自此，類似此一視口吃現象為「學習的產物」說法的口吃治療方法無以數計。舉例而言，有針對口吃者不良的舌頭運轉習慣而予以訓練的，有訓練口吃者如何預防聲門在發聲時過度收縮的，也有教導口吃者如何在說話時維持正常順暢呼吸的。總之，因著治療人員本身對口吃的信念，其所採用的治療策略也有所不同。Hoepfner（1912）

與 Froeschels（1943； 1964）更具體指出口吃的形成乃因孩童為了減輕、或避免其預期性的言語表達上的中斷，而衍生出的一種不良說話習慣。他們堅持即使患者呈現顯著的喉肌的痙攣，並不就表示有其器質上的缺陷。

Van Riper（1982）指出，自1900以來，「口吃學習理論」成了大多數專家所普遍持有的信念。這種信念乃植基於口吃現象的一些特點，如不同情境下所呈現出不同特徵的口吃行為、或口吃現象隨著口吃之演進而有所改變等，都多少反應出某個程度的「學習效果」。話雖如此，一般而言各家學習理論缺欠對下列問題的共識。舉例來說，學習在口吃形成過程中所扮演的真正角色仍不清楚，口吃到底是如何學習而來的？這種學習而來的行為，又如何能長期持續其學習的效果？既是學習而來、是否可以透過訓練來抵銷其原有的學習效果？一般而言，學習理論所用來解釋口吃的形成，乃植基於「古典式的制約論」、「操作式的制約論」、「認知學習論」、以及由以上這幾種理論所組合或衍生而來的其他理論。例如，Travis（1927）的「社會學習論」所倡議的是，口吃現象乃是小孩所選擇的一種方式，以表達其內心的不滿。藉著這種口吃現象，小孩多少可以達到影響或控制父母的目的，如得到父母的注意或引起父母擔心或生氣。Sheehan（1958； 1984）提出「趨避衝突論」，指出口吃是心理矛盾所造成，且是在不知不覺中學習而來的，換句話說，這趨避衝突乃來自口吃者一方面很想表達自己的意念，以示自己的存在與重要性，但一方面又害怕因口吃會遭人嘲

笑而極力避免說話。患者往往由於承受這種「趨避衝突」的焦慮，其口吃現象因而發生或更加嚴重。

　　無論是「神經官能症說」、「先天器質說」或「學習論」，都是假設口吃乃單一因素所造成。對於單一因素說，Van Riper（1982）極力反駁，並提出「多項因素論」來解釋口吃的形成。在過去十年，由於「言語運動控制」（speech motor control）研究所掀起的熱潮，專家學者們已漸漸意識到「單一因素說」無法解釋口吃的各種現象。因此，Zimmermann 等人（1980；1981）提出「口吃統一論」（a unified theory of stuttering），認為我們所關切的問題，不應在尋求造成口吃的因素，重要的是這些因素如何影響到口吃的產生與發展，以及各因素之間的交互作用。換句話說，在 Zimmermann 架構裡，他們建議一個完整的口吃理論應囊括下列各種可能的相關因素：從語言學的概念（linguistic constructs），認知的表徵（cognition representation），聽覺、空間的轉碼（coding）到大腦皮質和小腦功能的學習與調適，加上周圍神經之反射作用及說話器官（舌、唇、顎等）的移動間距（displacement）與移動速度（velocity）。總之，這一架構提議，口吃乃言語動作過程中由於某種差錯所產生之產物。

　　話雖如此，Zimmermann 等人的架構僅止於一種理想的說法。事實上，由於他們所提出的口吃理論乃植基於言語器官運動的研究，Zimmermann 等人極力倡議「對負責言語功能的『神經運動過程』的了解，乃是發展一個有意義、

可測性的口吃理論的必備條件」。他們強調，由於言語功能乃是各因素（生理、心理、環境）的產物，對某一言語器官在「運動學上」的測量與研究，當可用來推論個體在生理、或心理的功能。舉例來說，從與說話器官有關的反射作用，對個體整體的神經生理功能加以評估。以筆者的看法，Zimmermann 等人這種「一加一等於二」的原則，恐怕不適用於複雜、奧妙的人體功能上。

　　Peters 與 Guitar（1991）對現存的口吃理論批評說：「除了少許生理神經方面的理論，大部份的理論都缺乏對假設推理有嚴謹、詳細的描述與考核」，筆者因而將對四個基於源自神經組織與言語動作控制層面的理論加以探討。基本上，這些理論對其本身假設有較完整的描述，不僅有研究的結果報告為根據，同時也提供了相當深入的解說。在此必須強調的是，這種選擇純粹是筆者本身的偏好，不過也多少反應出研究口吃的最近趨勢；事實上目前很多研究都嘗試在了解，當一個人在說話時，中樞神經系統如何的運作，以達到對周邊肌肉收縮的控制與協調作用。

　　McClean（1990）強調「言語動作控制之神經基礎」的概念與知識，對了解口吃的本質具有相當的重要性。若從「解剖」觀點來看口吃的問題，不少例子曾呈現出由於神經系統發生病變而產生口吃的現象。病變所在不僅限於大腦半球，同時也包括基底神經結、小腦、丘腦、與腦幹等部位。多種腦部影像技術已被使用來協助病變所在的測定，例如「電腦斷層掃描」（computerized X-ray tomography, CT scan）、「大腦血液循環」（cerebral blood flow）、「磁核共振顯影術」（magnetic resonance imaging，MRI）、以及「腦電圖測定」（electroencephalography，EEG）等。另外，先前提過的「肌電圖測定」更是常用來比較口吃者與非口吃者的肌肉反應與控制。至於從「生理功能」觀點來看口吃的問題，多半的研究乃著重在器官結構上的運作與其生理上所產生的功能。例如，機體上的反應時間、說話器官上的移動距離或速度、以及整個機體與說話器官相互協調、配和所產生的聲波振動。或因此，肌電圖測定、運動學上與聲學上的測量因而曾廣為使用。舉例而言，Gracco 與 Abbs（1988）曾根據口吃者的說話器官在運動層面上的測量結果，而對口吃者的神經基礎加以推敲。

二、口吃神經基礎說

㈠左半腦優勢論（a disorder of cerebral locallization）

　　早期的研究（Libermann et al. 1969）指出，一般人之所以能迅速的由 [t] 轉到 [o]，乃憑藉著左半腦的語言機轉的訊息處理。相對於此的是，口吃者的左半腦可能欠缺此一特別的訊息處理或轉換。另外根據 Moore（1984）的報告，口吃者使用右腦來處理個人言語的時候遠比非口吃者來得多。更有甚者，神經學家 Geschwind 與 Galaburda

（1985）提出口吃可能來自於胎兒發展過程中，男性荷爾蒙分泌過度，導致左半腦發育遲緩所造成的。到目前為止，此一「荷爾蒙」假說，尚未得到任何證實。另從語言病理的角度來看，左半腦受傷患者其語言能力往往較右大腦傷者來得容易受損、喪失，或受損了的語言功能呈現較嚴重的情況；這種病理上的例子，多少間接可以反映出「左腦在負責語言功能上具有其舉足輕重的地位」。

㈡時間次序失調論（a disorder of timing or sequencing）

早在1971, Van Riper 已提出口吃之產生乃由於「言語動作控制」在時間上的失調所造成的肌肉運動無法協調恰當。有關時間在說話行為上所扮演的角色，蘇俄夫妻檔科學家 Kozhevnikov 與 Chistovitch（1965）在他們著名的「言語的產生」（speech production）實驗報告指出，言語運動之所以能「依時間順序」而產生（如，一個音節接一個音節）乃靠著「感覺回饋」的同步偵測，或憑藉著先前已學會的既定次序。另外，Kent（1984）更具體的提出「人類腦部有一特別的機構控制著訊息在時間上的進行」的假說。換言之，人之所以能順暢的將一個個音依序的表達出來，乃因腦部存有一「時間處理程序表」（temporary program）。這種程序表乃是知覺上對訊息的次序處理的基礎，根據此一時間知覺，肌肉收縮上的運動次序因而成為可能。因此，任何中樞聽覺功能之缺失，有可能因而造成腦部處理言語、語

言的機轉在時間上無法提供準確性以供言語、語言之訊息作有效的接收與傳送。依 Kent 的推論，這一時間上的失調，所反映的正是左半腦優勢之欠缺。簡言之，口吃的形成乃是肌肉神經在其訊息傳送上，個體在言語、語言能力形成之過程中與控制，由於其時間上的誤差所造成的。

(三)「感覺－運動」協調缺失論（a disorder of sensory–motor coordination）

根據 Neilson 與 Neilson（1987）對嬰兒兒語（babbling）的言語運動控制與其對自身所發出兒語之知覺的實驗結果，他們提出「感覺－運動」模式來說明嬰兒的發聲或兒語乃憑藉其本身對音節、字音所具有的知覺概念。換言之，口吃者往往因欠缺在聽覺上對音節、字音的掌握，以致相對的影響他本身在口語上的表達。這種「語言動作控制」的假說與上述所提到的「說話者的感覺回饋對其在發出字音順序上的可能貢獻」有其雷同之處。此外，在一個實驗中，允許個體作多次的字音練習，口吃者對語音之掌握能力未見增進反而更差。由此一發現，Neilson 與 Neilson 所下的結論是，「口吃者在說話時，其感覺－運動的協調能力似乎比非口吃者差」。

(四)整合性的理論（an integrated approach）

繼 Van Riper（1982）之後，Smith（1990）再度倡議「多因論」來解釋口吃的發展，並強調不同的口吃者有其獨

特的一組構成口吃的相關因素或狀況。根據這一假說，
Smith 進一步建議在將來的口吃研究，值得努力的長遠的目
標應是，「如何發展出一個指標，用來顯示孩童所呈現的說
話不順暢，會因而發展為終生的口吃的可能性有多少」。
至於如何導出這一「口吃指標」，可用 Van Riper（1982）
所提出的「奧秘的公式」（esoteric formula）來推估個體
所呈現的早期口吃現象，是否會因而發展為一輩子的口吃問
題。Smith 認為我們所必須努力了解的是，對可能的因素加
以詳細的確認與描述，同時，必須考慮到個體的「個別差
異」，而由此發展出一套具體且獨特的估量標準。簡言之，
專家們正設法將口吃以科學的計量法加以分析與推論，期盼
能藉助事前的預估，以減少口吃之產生或作些「早期的預
防」。

三、檢討

　　總而言之，對口吃如何形成這個問題，大致有三個不同
的派別。早期專家學者所著重的是偏向「個人心理和個人與
社會的互動」方面的探討，如本章開頭所提到的「神經官能
說」、「器質說」、「學習說」，這三大傳統對口吃形成的
假說與一般所謂的「心理動力論」（psychodynamic
theory）、「預期性的掙扎論」（anticipatory－struggle
theory）、「後天學習論」（learning theory）等理論有相
似之處。不過，在過去十到十五年之間，「神經生理」方面

的研究則如雨後春筍般的不斷出籠。其中有不少實驗乃著重在「中樞神經上的大腦功能、左半腦優勢、反應時間」的研究；至於著重在「周圍感覺、運動神經的肌肉協調，以及神經通路上的反射功能與回饋作用」的實驗與研究則更是不計其數。舉例言之，有的研究偏向在口吃者的「呼吸功能」，有的研究則針對口吃者的「發聲系統」加以分析與探討，或有的研究特別強調口吃者其「整體說話系統的協調作用」。到目前為止，只有少數的研究報告極力在分析與探討個體「基因上」對口吃的形式所可能造成的影響。更新的趨勢則是強調如何增進對小孩與成人的語言能力的異同之了解與分析。藉著對兩者的語言能力的了解，我們所期望的是：「找尋內在語言能力與神經生理上之間的關係，並對此一關係加以詳盡的描述與說明」。這種「語言心理學」（psycholinguistics）的受重視，無非起因於存在的一些事實與證據。那就是，當我們特別強調某一個字音時，由於心理情緒上所產生的的反應，多少會直接或間接的造成生理上的一些特殊效果。這些生理上的反應可包括喉部肌肉的痙攣、或僵直；聲帶肌肉活動的增加、過強、或相互抗衡；呼吸氣流的急速、不順、或中斷等等現象。此外，可利用「聲紋分析儀」對口吃者的說話予以聲音特性上的分析，如音調的上揚、音量的提高或說話節拍韻律上的單調等等。這種種特性上的跡象，在口吃者的身上有具相當一致的脈絡可尋。上述這些客觀的證據，將有利於我們對成人與小孩在使用語言上所表現出的差異有較完整的了解，也將有助於臨床人員對口吃有正

確的認識。總之，我們可以從口吃者生理上的反應（如喉部、聲帶肌肉活動、呼吸氣流等），以及聲學上的分析（如音調、音量改善等）來確認口吃現象，這意謂著口吃現象有其相當一致的脈絡可尋。

第三節　鑑別診斷

　　一個有效治療計劃，往往依賴對個案問題之能否下正確的診斷與評估，因此，以下將介紹其他容易與口吃混淆不清之案例，以供臨床治療人員能有效的，將真正的口吃患者從其他雷同的案例中區分出來。所謂其他案例指的是個體本身具有類似的口吃現象，但患者本身的問題並不是口吃、或至少不是單純的口吃問題而已。這種對兩種以上的病例加予以辨認的工作，是所謂的「鑑別診斷」（differential diagnosis）。由於確認真正的口吃患者，可以讓治療人員對症下藥、或避免因誤診所導致不當措失與處理，「鑑別診斷」工作在對口吃的整個「診斷、評估」過程中有其不容忽視之處。

一、正常的說話不順暢與早期的幼兒口吃現象

　　每個小孩肌肉控制能力、語言能力（語法、語意、語用）及其他心智、人際互動等未盡相同。有的小孩可能在某

方面的能力（如語言表達、或語言理解能力）特別的優越
（或遲緩），其在一般的心智功能比別的小孩來得高超（或
低下）。有些小孩本身說話器官的發展速度或成熟度都比別
的小孩來得快些（或慢些）。有些小孩在其成長環境中所接
受的語言刺激（如大人們的逗樂、或其與小孩的對話）較
多，有些較少。這些因素都可能間接或直接的對小孩子學說
話的速度有的影響。一般而言，小孩在其語言快速成長的階
段中（通常是二到三歲之間），多少都可能會出現一些說話
不順暢的現象。面對這種困難，有的小孩只要稍作停頓、或
在說話速度與方式上自我調整一下，即可繼續往下說而不受
困擾；相反的，有的小孩子則須努力的調整自己的說話，並
出現明顯的說話重覆（repetition）、不斷的修正
（revision）、或常常會不自主的穿插（interjection）一些
無意義或多餘的字音的現象。這些現象是所謂的「幼兒正常
的說話不順現象」。對於這種正常的說話不順暢，通常專家
學者們建議三種可能的指標以供評鑑參考之用：（1）小孩
子說話不順暢的頻率，（2）重複或插入現象所發生在語
音、語言學結構上的部位所在（音節或字音），（3）說話
不順暢的類型（重複、拉長、或停滯）。大部份的小孩的說
話不順暢在過了一段時間後（幾個月或半年）會自動消失。

　　根據美國Johnson等人（1959）及Yairi（1981）的報
告，小孩子正常的說話不順暢通常平均只有一到兩次重複現
象，另外他們所表現的不順暢可能同時包括修正、插入、及
字音的重複現象。Peters與Guitar（1991）更進一步指

出，正常小孩修正其說話的現象可能會延續到日後長大，不過重複及插入的現象則應在三歲之後大量減少，甚至從此消失。另一個用來辨試小孩正常說話不順暢重要指標是「說話不順暢不至於帶來太大的困難」。所以，即使當說話不順或停滯時，小孩本身是不會因而畏縮不語，也不會因此就感到挫折或不好意思。當然這之間的區分能是有點牽強，也因此有另一類所謂的「邊緣性」（borderline）的口吃患者。這類口吃患者指的是當事人的說話行為中呈現出多頻數的字音重複，並有字音拉長、中斷的現象，至於修正、插入等現象則較為少見。這類非典型的口吃患者所不同於典型的口吃患者之處乃在於「他們的說話不順暢比較不那麼嚴重，而且也對其本身說話困難似乎也不怎麼在乎」。

為了將正常的幼兒說話不順暢與真正的幼兒口吃現象有效的區分開來，Van Riper（1971）以下面七個向度的行為作為「鑑別診斷」的指標：

1.**音節的重複**：口吃現象的發生頻數（以每個字或每一百個字為單位），說話的速度快慢，音節之間的規律性，母音弱化，氣流流速，與聲帶緊張度。

2.**拉長現象**：發聲的規律性，說話的緊張度，字音拉長所持續的時間，字音拉長現象的頻數（以每一百個字為單位），有聲子音發聲時的音調穩定度，無聲子音發聲時氣流的流暢度，以及聲音的（突然或漸漸）中斷。

3.**無聲的停歇**：說話不自主的停頓，無法在一時之間繼續說下去。停頓處可能是，起頭說話之時、或口吃現象出現

之後、或在說某一個字的當兒。

4.**發聲與聲音上的特性**：說話節奏的掌握（如抑揚頓挫或單調乏味），或發聲呈現間斷不接、低沉吵雜。

5.**構音器官之間的協調**：對唇、齒、舌、顎、喉肌、聲帶等構音器官之運用與協調是否恰當。

6.**內外壓力對言語流暢度的影響**：在心理壓力下，說話所受到的影響（呈現出正常的不順暢現象、或困難的不完整的字音現象）。

7.**對口吃的自我覺察度**：在說話時，是否保持與他人的目光交接；對說話不順，是否感到挫折；說話不順持續的出現在某一特定音素上。

二、口吃（stuttering）與口急（cluttering）

另一類說話非常快但同時呈現不順暢的案例是所謂的「口急」者，其說話特徵所呈現的是一種比口吃者來得「輕鬆」的「整個」字、或「整個」句的重複，或傾向於固定用「然後」（and）的銜接詞或者是「呃」（uh）（類似自然口氣中的停頓用語）。一般人對「口急者」的印象是：口急者通常有其家庭遺傳的傾向，咬音清晰度不好，說話的速度非常快，一般的運動反應與動作協調較一般人來得差，注意力不易集中；尤其對他們本身的說話缺乏自我覺察的能力，通常也不是一個好的聽眾；另外，口急者可能同時有閱讀困難的問題，或呈現語言發展遲緩等可能的現象。

　　最早提出對「口急現象」看法與研究的該屬 Weiss（1950）的「中央語言不平衡」（central language imbalance）的冰山模式。他指出「口急現象」基本上是算是語言障礙（language disorder）的一種。因此口急者所表現出的症狀通常是綜合其他語言障礙所具有的特徵，例如，節律失調、讀寫能力差、說話含糊不清等。根據 Perkins（1979）對「口急」的看法，這類患者說話速度之快超乎常人，或因而有類似口吃者的說話重複現象。不過，只要提醒口急者注意說話的速度，我們可以預期口急者的說話有很明顯的改善；可惜，這類患者往往缺乏對自己說話的急速與含糊的自覺。他們總認為自己已經完全的將意念完全表達出來了，但對聽者則可能有如「鴨子聽雷」般的不知所云。因此，Perkins 表示這類患者治療的預後，並不樂觀。根據 Diedrich（1984）的調查，這類小孩通常在七、八歲後才被帶來診斷，但這並不就表示口急現象在這個階段（七、八歲）才出現。口急現象之所以不像口吃現象在早期就被父母或大人們所注意，並引起他們的擔憂，原因可能是，一般所期待的語言發展在七、八歲之後才算大致完成，所以「口急」不清的狀況往往被視為「小孩自然的說話不清楚現象」。至於口吃與口急的不同點是，口吃者往往對於他們的說話困難很敏感，因此一旦要求他們特別注意自己的說話時，他們的口吃會更嚴重。相反的，「口急」者只要特別留意一下他們的說話，他們往往可以說得相當清楚與流暢；同時，他們說話的重複、插入情況也可能因而減少許多。與此

有關的是，「口急」通常也被認為是一種複雜型態的「學習障礙」。

根據 Tiger 等人（1988）的研究報告，「口急」往往呈現一或多種如下學習障礙的時徵：（1）任何一種型態的語言障礙（如讀、寫、聽、說），（2）說話不流暢或不清楚（流暢度、韻律節拍、構音咬字），（3）「視覺－動作」的協調與感覺，感知的能力不佳，（4）欠缺對自身口語表達問題的敏感度。由於這類個案到門診求助的很少，直到目前為止，研究的報告少之又少。就所知的文獻資料而言，一般對口急現象的認識，都不免追溯到早期 Arnold（1970）所下的結論，他認為「口急」乃是先天遺傳的家族性問題，導致高層次語言形成與整合發生困難。換句話說，「口急」的產生乃來自導致語言障礙的某一基因。在更早期的研究中，Luchsinger Landhelt（1951），曾以腦電圖（EEG）對這類病患作檢查，發現高達90％的口急患者呈現不正常的腦波。

三、成長過程中所發展而成的與　　後天腦傷所導致的口吃現象

口吃一般的發展過程乃是，小孩在二到四歲開始出現有結巴的情況，過了五到七歲仍不見起色或更嚴重；到了成人階段，成了頑固難治的問題。不管是轉移成任何一種表面上容易觀察的口吃行為特徵、或內在的衝突與心結，其口吃問題從此一輩子與患者如影隨形。至於後天所導致的口吃，往

往是起因於顯著的疾病、或意外事件所導致腦部受傷的後遺症。這種後天的口吃現象，通常是突然發生且可究其因的。既然是由腦部受損而導致，也因著損傷的部位而有不同型態的口吃現象。舉例如下

1.「吶語」式（dysarthric）的口吃現象，指的是其口語表達上的不順暢、或斷續不接、或卡住，有明顯的「語言動作失調」的現象。就以巴金森氏症來說，病人不僅呈現「口語僵直」（coarticulatory freezing），也同時在其突破這種非自制性的「欲言又止」現象之後，病患會呈現「急速的」發出字音或有原句重複的現象。

2.「語動能力失控或錯用」（apraxic）的口吃現象，指的是病患呈現不斷的重複某個字音、或難以由子音（聲母）過渡到下一個母音（韻母）。其困難往往不是肌肉萎縮的問題，而可能是整個腦神經肌肉協調過程中某一階段出了問題，可能是初始的訊息處理階段、或神經衝動傳導上的問題，也可能是在稍後訊息處理過程中對有關連的訊息之「篩選」（screening）、或「組織」（organizing）出了毛病，或者也可能是在最後肌肉運動、或執行的階段中出了差錯。由於有這麼多可能的因素，此類口吃的現象顯得特別複雜。

3.「語塞難名」式（anomic）的口吃現象，往往呈現在失語症（aphasia）病患身上。患者通常在其口語表達時，有突然「欲言又止」的現象。其可能的解釋因素是，患者在一時之間無法指認、或記起適當的字句來表達其心裡想所說的話。

　　一般說來，以上這三種腦傷所導致的口吃與傳統上所指的「從小發展而來」的口吃，相當容易區分。除了前文所提到的「明顯的病因」與「突然性的意外傷害」的特徵外，「後天腦傷口吃」病患本身對其口吃現象，欠缺一般口吃者所具有的在乎與擔憂；或由於口吃現象對腦傷患者的困擾不及其本身所面對的困難（如一般性的語言表達），因此腦傷患者較少嘗試努力去避免其口吃的現象。換言之，口吃現象只不過是腦傷患者語言困難中的一個較次要的問題罷了。當然，一般口吃者所具有的次要的特徵（如面肌抽搐或其他一肢體的扭曲動作），也因而不太可能會發生在此類病患身上。縱使有一些病患也許呈現出面肌上的扭曲或抽搐，其導因通常是與其腦部損傷部份有關（如第五對或七對神經），而很少來自患者由於口吃現象所作的一種「補償作用」的結果。

　　現在，我們來談談關於口吃的「神經基礎」。Hall 與 Jerger（1978）在研究報告中提出「口吃者的聽覺與知覺能力比一般非口吃者的聽知覺來得差」。這種推論所意涵的是，中樞神經系統在口吃的發展與形成中可能扮演著相當重要的角色。Riley 與 Riley（1979）則進一步指出四種可能與口吃相關的神經功能缺陷：（1）注意力、（2）聽覺訊息之處理、（3）句子的形成與（4）口語動作的產生。換言之，口吃之形成與各階段的神經衝動的傳導息息相關。另外 Daly 等人（1989）以密西根神經心理測驗（Michigan Neuropsychological Test）對口吃者的評估報告中，發現近1/3

的一般口吃患者呈現出相當明顯的大腦功能異常跡象。另外，在 Webster（1986）以口吃者的神經心理爲主題所作的一系列的研究報告中指出，口吃不是單純的肌肉控制的問題，相對的，口吃現象同時涵蓋著高層次的認知上的組織問題。

近年來，雖然視口吃爲神經生理系統上的不協調之說法得到相當一致的認可，有關於口吃的可能的因素，不同的研究各由其獨自的角度來探討。這種不同的研究取向多少與研究者本身對口吃的信念、知識背景及其所接有的實驗設施有直接或間接的關係。如神經心理專家，可能對腦部、腦幹等部位較感興趣；而言語運動控制專家們則嘗試由周圍神經肌肉（如唇、舌、顎部）的反應及其運動的型態，來推測可能造成口吃的神經通路的問題。這些研究嘗試對言語動作控制與腦部的關係進行探索。另外一些學者所感興趣的則是口吃者在說話時如何調整氣流（airflow），希望藉此以便發展出治療方法。到目前爲止，針對口吃者的生理方面研究最多的，要算是聲帶及其振動，例如：口吃者的聲帶肌肉在說話順暢與不順暢時的活動、口吃者的「聲帶振動波型」（vocal fold vibration pattern），口吃者聲帶振動的反應時間。一般說來，這些研究結果有相當一致的結論：「口吃者的聲帶反應時間較非口吃者慢，口吃者的聲帶肌肉活動在肌電圖測定上顯示出較非口吃者來得強。」另外，Contour（1986）與筆者（1991）以「聲帶電圖測定」（EGG）對口吃者與非口吃者聲帶振動所作的研究顯示，口吃者振動幅度

似乎比非口吃者來得大；至於聲帶振動的型態，口吃者常出現不適當的閉合或張開。

第四節　口吃的評估、診斷、與治療

一、聲波的評估

口吃者的「說話樣本」（speech sample）可以透過一般的「聲紋分析儀」或類似功能的儀器（如 CSpeech computer program）來加以有系統地分析。一般而言，專業人員可參照前文所提到的口吃聲帶本身的肌肉活動以及聲帶振動的型態的研究報告—所提供的口吃者與非口吃者說話所做的研究，與比較兩者之間的差異。一則可以對口吃者的唇、舌、及聲帶部位的運動協調有進一步的了解，另方面也可以提供較客觀的資料提供評估與治療前後的比較。換句話說，不同類型的口吃現象（如重複、拉長、中斷、或停滯），可以從聲紋圖上找尋出相對的語音學特徵，以及口吃現象發生時的聲帶振動波型。舉例來說，對拉長的字音，可由其「時間向度」上的測量來記錄；對重複的字音，則可由聲紋圖上的特徵來推論出口吃者所面臨的說話困難。換言之，聲紋圖所顯示的聲學上的證據，可以用來進一步偵測說話者的口吃現象，乃起源於口吃者本身某一說話器官運動之失調。如由

雙唇閉合到聲帶的振動、或者舌頭的部位由口腔內的某一點移動到另一點上所導致的。

二、生理的評估

　　除了對可觀察到的言語行為特徵與不尋常的肢體反應（例如不斷眨眼、跺腳、張大嘴巴、或伸長舌頭等怪異動作）作評估外，治療人員應同時對患者的生理反應加以評估。在此，生理測量可包括三個向度：（1）**呼吸**：短促而急的呼吸、吸氣說話、或氣吐完了才開始說。（2）**發聲**：音調太高或太低、音調不穩定、或發聲太過用力。（3）**唇舌運動的協調**：雙唇的閉合與氣流在時間上不配合或不適當的伸舌張口說話。此外若情況允許時，應儘可能藉用儀器來協助評估工作的進行。一般臨床上所常用的是「肌電圖測定」、與新近啟用的「聲帶電圖測定」。

三、社會心理的評估

　　在評量口吃患者對其本身的「情緒反應」與「態度」時，應同時包括下列因素：（1）口吃者對口吃問題的自覺度、敏感度、或容忍度，（2）口吃者面對問題並接受治療的意願、以及求助他人的動機，（3）口吃者自我的評估與自我的態度，（4）家人朋友的看法與態度。社會心理層面的評估，可提供治療人員對口吃者的「預後」有比較清楚的

概念。舉例來說，假若一個口吃患者的心理反應強度太高，社會適當能力很差，加上治療動機又不強，單憑口吃治療，治療效果恐怕並不樂觀。對此情緒反應，筆者建議治療人員應該提供適當的「口吃心理輔導」（stuttering counselling）。在此，所謂「口吃心理輔導」指的是口吃患者與治療人員一起探討彼此對口吃的看法，並交換個人的態度與對口吃治療的期望。這種對口吃患者的心理輔導，在基本理念上應列為整個口吃治療計劃的一部份。其所不同於一般的心理輔導，除了這一輔導在原則上，不需透過其他心理輔導專家來做深度的心理輔導外，輔導的目的與性質，乃在提供口吃患者對口吃問題應有的認識、對其本身口吃困難產生正面的看法、以及給予患者必要的支持與鼓勵。

四、治療

　　筆者此一建議，乃累積過去在國內臨床上接觸口吃患者的經驗，以及近年來對美國口吃患者研究所得來的心得。其主要的原因，乃有感於本國口吃患者在人格特質和社交習慣上與美國口吃患者有所不同。一般而言，美國不少的口吃患者即使在發生口吃現象時，也多能勉為其難的去表達自己的意願或看法。必要時，縱使心理有多焦慮不安，口吃者也能不避諱在眾人面前說話。相對的，大多數我國的口吃患者相當內向、害羞、與畏縮，並往往有沈默不語的傾向。因此，治療人員常須在治療之前、當中、及之後與患者不斷溝通，

並給與患者知識上的教育與情緒上的支持。話雖如此，若碰到患者本身對口吃問題的心理反應或情緒特別強烈（如對他人懷有敵對、仇恨態度等），或對本身的口吃有極度不合理的感受（如極度的自卑、或感到罪惡），在必要時，語言治療人員必須設法得到患者的了解與首肯，以便邀請心理輔導專家來對口吃者的問題做進一步的了解與諮詢。

　　簡言之，口吃的心理輔導所強調的是，幫助患者面對並接受口吃的事實，以明白口吃對個人生活的影響，以及所導致的錯誤的自我概念。換句話說，對口吃者的心理輔導目的有：（1）協助口吃者提昇自尊，（2）幫助口吃者明白下意識、習慣性的掙扎動作會造成的後果是：「口吃現象因日積月累而發展成難以治療的頑固性學習」，（3）增強患者對口吃有有效的自我控制能力，（4）確定患者對治療效果具有合理的期望。

　　根據 William（1979）所建議的三個層面的治療計劃可包括（1）治療的頻數與時間、（2）周圍環境的配合、以及（3）如何將在治療室所學會的技巧和策略運用到治療情境之外。Bobery（1984）則進一步提出多層面的治療計劃。他建議（1）專業治療人員著手收集治療前的說話樣本；（2）憑著對所收集到的資料加以整理分析，而對患者的口吃問題予以確認；（3）介紹各種可能的治療方法，然後（4）協助並訓練患者採用合適的策略與技巧，以達到行為改變的目的；至於下一步努力的目標便是，（5）將已學會的正確說話行為運用到不同的說話情境中，這正是所謂的

「轉移或過渡（transfer）效果。此外，一個真正有效的口吃治療，必須能抗拒可能的發生的退化（relpase）作用。通常，定期的追蹤檢查、持續性的自我檢示與練習，可減輕這一退化作用的產生，以確保治療效果有其長期的持續性。

　　總之，一個專業人員應相當了解「口吃」現象，如口吃的定義、言語特徵、生理、心理等行為特徵，口吃的類型與口吃的發展過程，以及各種成因的理論。不同理論各有不同的假說，各假說重視因素也不同。此外，口吃治療人員必須具有能力來確認發展性口吃。治療人員應有足夠的常識，能區別幼兒說話裡頭正常的不順暢的高危險性口吃癥狀的差別。換言之，治療人員應避免將正常的「說話不順」誤診為「永久性」的口吃現象。對此一可能的誤診，Johnson（1959）曾提出嚴正的警告，他認為不少的幼兒的口吃問題乃來自「父母的過度關切」。任何不當的措失與態度，都可能使幼兒的說話不順更加嚴重，或因而發展成永久的口吃問題。這種想法正是 Johnson 有名的主張：「幼兒的口吃乃來自父母的『耳朵』，而非出自幼兒本身的『嘴巴』」。一個專業人員所擁有的對口吃的概念與知識，會在無形中影響到評估的判斷，也因此影響對個案的處理（如對父母的建議，或所採取的治療策略）。因此，治療人員最好根據自已對口吃的知識背景，發展出一套口吃的基本信念，以便在面對每一案例時，不僅能考慮到患者的個別差異與外在環境之獨特性，而給予適當的處理。此外，治療人員也須留意個人所難免持有的成見，而應時時不忘將各種可能的因素加以考慮。

　　談到如何提供一個直接有效的治療方法，美國威斯康辛大學附設聽力語言診所主治口吃的教授 Nelson 所主張的「分類療法」值得參考。在臨床上，Nelson 通常將「口吃」分為兩大類，一是「言語動作」流暢性之口吃（motor speech disfluency），二是「語言認知」流暢性之口吃（language－cognition disfluency）。前者指的是一般的字音重複、拉長，以及氣流、聲音之難以啟用等的口吃現象；後者指的則是說話者本身在思緒整合上或說話用詞上發生困難。針對這兩種口吃類別，其治療的目標與方法也有所不同。依 Nelson 的看法，不管是「言語動作」或「語言認知」上之流暢問題，或是兩者兼具，有效的確認口吃的本質，將讓治療人員能在一開始時就對症下藥，並可避免投資不必要的精力與時間在不恰當的治療上。話雖如此，要將口吃問題截然的分為上述兩大類，絕非容易。畢竟，在實際上，單純的「言語動作性口吃」與「語言認知性口吃」很少見。一般而言，以兩者兼具，而偏重其中某一種的例子為多。

五、幼兒口吃的評估與治療

　　在評估小孩口吃問題時，得到父母與小孩的合作將是治療工作首當其衝之要務。臨床治療人員有責任創造一個讓小孩不感到恐懼、也不會畏怯的情境。一般而言，治療人員應先與父母溝通，以便得到父母的了解與同意；並要求父母參

與小孩的遊戲活動，如讓小孩玩玩具、畫圖、或剪貼等。由此，透過單面鏡（one－way mirror）治療人員可將孩子與父母之間的互動加以記錄下來。同時，儘可能的以錄音機或錄影機將小孩與父母的對話加以錄下來，以作爲事後分析與評量之用。另外，由於專業人員與孩子之間的關係，對整個評估過程有其絕對的重要性，在評估過程中，治療人員應儘量避免讓小孩感到挫折或不安。一旦彼此的關係建立起來，臨床人員才可能深入了解小孩說話不順的問題；如此，也才可能有效地決定進一步的處理與治療程序。

　　面對幼兒難免出現的說話不順暢現象，專業人員應對給父母一些實質上的建議，而不要只是丟下一句話：「別擔心，長大了口吃問題就自然會好」。但視小孩說話不順暢的狀況，專業治療人員在必要時，應對個案作一些定期的電話或信件追蹤，以便確知小孩原屬正常的說話不順暢問題沒有因爲不當的「主觀」（小孩本身）或「客觀」（父母、他人、或環境）因素而演變到眞正的口吃現象。同時也可對屬於「邊緣性」的口吃患者予以早期偵測出來，以便防止其疑似口吃的說話行爲發展成眞正的口吃問題。以如此謹愼的態度來處理幼兒的口吃問題，其主要的原因乃是根據口吃專業學者們對口吃發展持有如下相當一致的看法：「正常的幼兒說話不順暢與發展性的口吃現象有其連續性」（Bloodstein, 1987； Starkweather, 1987）。尤其是對前面所提到的「邊緣性」幼兒口吃現象之偵測與確認，更是忽視不得。換言之，即使再小的幼兒（如三歲左右）都必須作

即時的處理。專業治療人員應一方面對幼兒的父母加以適當的輔導，勸導父母如何對幼兒說話不順現象有正面、適當的反應；並給予幼兒的父母實質有效的建議（如觀察記錄幼兒的每日活動），以協助幼兒順利的渡過這一說話不順暢的時期。另一方面則應擬定「早期評估、早期治療」的計劃，如定期的電話追蹤、或門診遊戲治療法。至於學齡前或小學階段的小孩之口吃現象，除了父母的參與外，則儘可能得到學校老師的合作，以便形成一個治療團體來提供小孩實質有效的治療。畢竟，學齡兒童在校的時間相當長，而且有很多機會與同齡同伴在一起。所以，對幼兒的治療工作，必須隨時隨地作全面性的配合與合作，才能達到最大的效果。

　　簡單來說，不管是「直接」糾正不恰當的說話行為，以減少或減輕口吃現象；或「間接」透過遊戲方式、父母小孩之間的互動、親子關係的增強或改善等等。幼兒口吃治療的原則，不外是將幼兒所表現出的口吃現象與其人格特質同時列入考慮，以期給予幼兒適當有效的治療。至於幼兒的「口吃評估」目的則是為了提供「早期的預防」與「早期的治療」。其評估過程與處理措施或治療方式雖與對待青少年與成人有所不同，但其間對口吃現象的分析、評量則大同小異。前文所提到的 Van Riper 的「奧秘公式」若能得到更進一步的研究支持，對「具高危險性發展成為口吃者」的幼兒與其父母則將是一大福音；同時，治療人員也可避免不必要的錯誤嘗試或不當的處理。依 Gregory 及 Hill（1980）的說法，最開始的口吃評估結果，可協助治療人員來決定小孩

口吃患者「是否該接受一個完整語言評估、或者只要簡單的篩檢評估即可」。一般初步的標準是：當一個小孩的口吃問題存在短於半年或一年、且無其他任何語言行為發展上的問題，只要接受簡單的「篩檢評估」即可。這包括小孩的說話問題的源起與發展過程，一般聽力、語言能力的評估，以及小孩口吃的頻數與口吃的程度。此外，對小孩與父母之間互動的情形之了解，將有助於評估工作的準確性。至於口吃問題持續超過一年、並有其他語言或行為問題的小孩，治療人員則必須進一步了解小孩的口吃類型，並對其語言發展作詳細的評估。一般而言，口吃的嚴重性，通常可由其高頻數的口吃發生率，特長的口吃停頓時間，以及身體部位的掙扎來決定。

　　一般說來對小孩的口吃治療有兩大派：間接治療法與直接治療法。所謂的「間接治療法」（Johnson，1959；Van Riper，1982；Shames，1980）主要的原則，是避免小孩對說話感到恐懼或對其口吃問題特別敏感。其治療的重點乃在「對小孩外在環境加以修正」─如父母儘量對小孩說話的「順暢」的行為加以強化而不要強加指正；同時，應建議父母說話的速度放慢以提供小孩良好的說話模式。談到「直接治療法」（Webster，1980，1986；Cooper，1979；Adams，1980），這派學者強調提高小孩對其口吃問題的自我覺察能力，並配合增強小孩本身說話順暢的技巧，將有助於減少其口吃的現象。事實上，對一個小孩的口吃問題，一個融合「間接－直接」的治療法是比較合適的。因為每個小孩不僅

年齡有所不同，同時其人格特質有所差別，加上口吃問題以及父母態度迥異。一個成功的口吃治療必須仰賴多方面的配合。

　　具體說來，對小孩口吃（指的是已成形的口吃問題）治療的目標是：1.首先，協助小孩在自然情境中，對其本身說話問題的自我覺察；藉此，對小孩說話順暢的行為予以強化。2.幫助小孩增加「說話順暢的頻數」。在此，所建議的是以一種有系統的治療計劃來代替傳統的遊戲治療法及減敏感法。這種治療法所強調的是「輕鬆、柔順的唇舌等運動以及對其說話給予正面的鼓勵」。3.一旦小孩在基本上能夠說話順暢之後，必須建立小孩對被中途打斷、或得不到注意有其一定的「挫折容忍度」。4.在口吃治療的同時，對任何可能影響其說話的因素必須加以控制。如對一個有咬音及語法上的錯誤等現象，治療人員必須幫助小孩在這兩個方面因有所進步而得到信心。5.設法增加小孩對說話問題的自我接受，並協助其建立自信心。如從治療活動中，讓小孩自在的表達自己的意願，而不必擔心或害怕什麼。

六、小孩的口吃治療預後

　　小孩的口吃治療預後，一般而言，可根據小孩的生理、心理、語言、動作、認知上的發展，以及小孩父母或扶養照顧小孩的人對小孩口吃的態度，以及其與小孩之間的關係來推估。換言之，不同情況其所可能導致預後效果也不同，這

可由以下幾種假設來說明。

1. 在各方面發展相當正常，心智能力也在一般水準以上的小孩，卻因父母或扶養者本身的疏忽而影響小孩說話的不順暢；如父母太忙碌因而每每催促小孩「有話快說」或對小孩的結巴加以責罵、或強加指正等等。在這種情況下，只要能對父母或扶養照顧小孩的人作適當的解說與輔導，同時提供一些實質的「行為改變」的建議，小孩的口吃預後應該是相當樂觀的。

2. 另一類小孩的心智能力及語言、動作，及其一般社會適應各方面雖在一般平均或之上，但有咬音不清的現象。同時，父母或扶養者則常出現不一致的教養態度，而讓小孩常有無所適從的感覺。尤其是與他最親近的人常有情緒不穩的現象，或者搬家、換新環境、或學校、家中有新生兒等等，可能造成小孩的生活與情緒缺乏穩定性。在這種狀況下成長的小孩，他的口吃治療預後，常須取決於父母或扶養人的合作意願、與對改善現狀的努力。

3. 至於另一類小孩是指心智能力在一般平均之下，語言有遲緩現象，咬音也不太清楚；加上父母或教養人的教育水準或家裡的社經地位也較差。在這種情況下，小孩的口吃預後恐怕較差。其中原因之一，往往是由於治療工作得不到父母的合作與配合而難以見效。

七、成人的口吃評估與治療

　　一般來說，在評估青少年或成人口吃時，專業人員所必須有的準備工作是：從問診中了解口吃患者的一般生理、心理狀況，人際關係或學校適應以及家庭背景等資料。同時，一方面觀察個案的說話問題及其對說話問題的反應（心理情緒上、身體行為上），並對其口語動作控制的能力及一般的語言理解與表達能力加以評量與鑑定；另一方面則必須由各種情境中，如自我介紹、朗讀短文、或自然對話等所取得的個案說話樣本，透過聲紋分析儀、或肌電圖測定、或聲帶電圖測定等加以分析與評量。最後，必要時可以提供個案一份口吃的自我評量表以供專業人員在治療時作參考。至於評估的目的，基本上乃在於鑑定口吃患者所呈現出的主要行為特徵與類型（如重複、拉長、中斷或停滯），以及患者的口吃頻數與變異性、說話速度等等。此外鑑定的項目同時包括口吃者的「次要」行為特徵（如拍腿、跺腳、聳肩、眨眼、或緊握拳頭等），以及口吃者對口吃的態度等等。通常這些資料可從五分鐘的自然談話情境下，錄音或錄影所截取的「說話樣本」中得到。至於，一般臨床上所用的「口吃評估表格」大同小異。除了上述的主要與次要的鑑定項目外，通常表格上所包括的其它背景資料或鑑定項目，往往因臨床治療人員本身對口吃所持的信念而有所不同。也因此，筆者在此不打算例舉任何既有的評估表格。意在鼓勵臨床治療人員憑

著自己對口吃的了解來發展出自己的評估表格，相信如此所
發展出的評估表格會更具意義，並具有其實質上的效用。畢
竟，各家學說自成道理，最起碼專業人員應秉著自身的信念
與知識，針對國人人格與行為特質，來建立起適合國人的一
份評估量表。

　　至於成人的口吃治療，各學派因各自的主張不同，治療
的原則、方法、程序、與目標也不盡相同。在此介紹當前主
要的三種口吃治療方法。

㈠口吃修正治療法

　　所謂口吃修正治療法，基本上強調的是「對口吃現象本
身加以直接或間接的修正」。也就是，在治療訓練過程中，
培養患者對口吃的本質、類型、與特徵等加以確認的能力；
然後透過各種制約訓練及患者本身不斷的練習，以期藉此能
減輕口吃的嚴重程度，並希望口吃出現的頻數也能因而降
低。總之，這一治療的最終目的是：希望口吃患者能靠學來
的策略與技巧，有效的運用到治療室以外的情境；並能用來
維持修正過後的說話順暢情況。對於如何成功有效的「控制
口吃」現象，Van Riper（1982）提出三個必備的階段。

　　1.第一個階段即所謂的「取消」（cancellation），指
　　　的是讓口吃患者學習如何用一種不同的口吃方式來取
　　　代原有的口吃習慣。Van Riper 建議口吃患者應嘗試
　　　在口吃發生的當兒，「有意的」停頓及放鬆自己，並
　　　盡量「避免不自主的」重複該困頓了的字音，或做任

何不必要的掙扎。這種「蓄意停頓」不往下說下去的用意，乃在訓練口吃者能對其本身的口吃現象有相當程度的控制能力。

2.第二階段，「拉長」（prolongation），指的是患者所作的努力，乃是希望在說話的同時能達到對口吃現象作「有效的控制」。也就是說，患者如何「有意」的將預期可能發生口吃的字音拉長。這一階段的目標乃是「既不作不必要的重複、也不會因此須要停頓下來而不往下說」。

3.最後一個階段所強調的是，口吃者如何能敏感的預測到口吃即將發生，而作事前的準備；不管是用停頓、拉長、或其他的策略，其目的乃是如何讓患者的說話，能夠在自己的控制下保持既有的流暢度。

由於「口吃修正法」必須針對口吃患者本身的「說話不順暢」等的口吃現象，加以直接或間接的修正與練習，對患者而言通常是一件相當尷尬而困難的事。以筆者過去的臨床經驗，很多口吃患者是很不願意聽到自己的聲音，更遑論要他們藉助鏡子或錄音帶，來糾正自己的口吃問題。對於這一敏感的問題，就臨床治療人員的角度而言，首須面對的是與向患者解說治療本質、程序、與目標，以便得到患者的了解、信任、與合作。此外，如何從個別的案例中，找出其獨特的問題癥結以便加以糾正，對臨床治療人員是另一種挑戰。由於這一口吃修正治療法，在訓練策略或過程上往往缺乏一定的訓練程序，所以在策劃一個恰當、合適的治療計劃

時，可能較費神。不過，從另一方面來看，這種派別的治療
方法，卻有其較大的彈性也較自然，尤其是對一個學識與臨
床經驗豐富的治療人員而言，這一治療法往往可以因而發揮
相當大的功能。

(二)說話流暢性塑成治療法

反觀說話流暢性塑成治療取向，口吃患者不必要去面對
讓自己感覺難堪或厭惡的說話問題。他們所需要的是學習如
何用一種「輕鬆但異於平常說話習慣」的方式說話，如「緩
慢」的將口唇張開或閉合、「有意」的拉長字音等。根據這
種治療法，治療人員通常有其一套既定的訓練目標與程序可
以依循。舉例來說，說話速度控制訓練、「口唇－聲帶」運
動協調一致訓練，以及「輕聲細語」訓練等等。不過，從另
一角度來看，這種一個步驟一個步驟的治療方法對某些口吃
患者可能多少會有所排斥。尤其在治療剛開始的時候，患者
往往會對這種不自然的說話方法缺乏信心、感到懷疑，或由
於感到無聊而不肯勤加練習。談到說話流暢性塑成治療法，
大致上包括一些如下可能的策略：（1）輕鬆的起音與發
聲，（2）保持聲音的連續性，（3）順暢的將一個字音接一
個字音的說出來。Perkins（1979）提出幾個「說話流暢性
塑成」治療法的建議：減慢說話的速度、縮短句子的長度、
換氣說話、輕聲細話、「口唇－聲帶」運動之協調，以及抑
揚頓挫之使用。簡言之，這種治療法所強調的是，讓口吃患
者「有意識的經驗到」如何可以使他們的說話順暢、輕鬆、

以及一口氣接一口氣的表達出心裡的意念。

(三)說話速度控制療法

　　另外一種目前在臨床上使用相當普遍的口吃治療法是：「說話速度控制療法」（rate control therapy，Curlee & Perkins，1973；Ryan，1979）。這種新興的口吃治療法在基本上的策略乃是，要求口吃患者配合特定的錄音帶上所提供的「訊息與速度」予以傾聽與模仿。一般可分如下幾步驟：（1）首先，配合錄音帶的速度，並對錄音帶上所播放的短文作「無聲的唇舌運動」，也就是，一般所謂的「默讀」；（2）再來，則以錄音帶的速度爲準則，而將其所播放的短文「朗讀出聲」；（3）當錄音帶的速度由「非常慢」到「趨近正常」，患者的朗讀速度也必須跟著加快。原則上，患者在每一階段的練習之後，必須回頭加以分析，不斷的改進與練習。在這一過程中，所必遵循的是「一步一步」的進階；一旦有退步的情況發生，必須退回前一步驟重新再來。等到患者對速度的掌握相當穩定時，治療人員與口吃者則可以「最趨近自然」的速度，來作簡短的「一問一答」的練習（如，「你叫什麼名字？」、「今年幾歲？」等）。一旦患者能有效的維持該有的速度與治療人員對答，便可進一步練習回答較長的句子（如，「你家住在那裡？」）。雖然各家所使用的速度控制法的細節（如，每一階段的所設定的速度、通過或進階的標準與程序）不盡相同，其基本的「原理原則」與目的則相似。這一速度控制療

法的最終目標是：希望口吃者能以一種接近自然的速度，來回答「開放性」的問題（如，「談談你最喜歡做的事、或最喜歡從事的活動」）。

其他的口吃治療法有：認知與自我行為控制、氣流控制、減敏感法等等。由於本章篇幅有限，暫時不在此加以討論。

八、口吃治療效果的維持（maintenance）、轉移或過渡（transfer）、與復發（relapse）

「維持」（maintenance）指的是，經過治療所產生的行為改變或已建立起的正確說話習慣，不會隨著時間之過往而有「退化」的跡象。「轉移或過渡」指的則是，在治療情境下所產生的行為改變，如口吃頻數減少、或減輕等的現狀，也同時能夠過渡到實際的溝通情境裡。一般而言，「復發」現象指的是，口吃的治療效果，在經過一段時間後有消失的現象；而原先的口吃現象又重新出現。Sheehan（1984）對此一口吃復發的現象，提出以下可能的說明：（1）所學來的新的說話速度或技巧「不夠真實或自然」，也可能是所產生的「行為改變」或學來的策略仍不夠牢靠；如此一來，難免隨著時間的長久而呈現退化的現象。（2）另一種可能導致舊疾復發的原因是，患者本身對口吃問題所持的負面的態度仍未完全改變。（3）此外，個人生活中所承受的各種壓力、或遭遇任何外來的打擊等等，都可能迫使患者失去既有的控制能力。

九、結語

　　總括來說，評估與治療的一般原則至少應包括如下的項目：（1）口吃症狀的嚴重程度，（2）求助的動機與目的，（3）本身對口吃的態度與看法，（4）本身對口吃發生時間的確認及其慣用的策略，（5）周圍環境的因素。至於一個成功的口吃治療，必須具備如下多項的因素：

1. 對本身的口吃問題有相當程度的了解，這種自覺性與敏感度可以透過治療加以訓練與培養。

2. 將在口吃形成過程中，有意無意所學來的無效的策略與不好的說話習慣加以改掉，並學習一種正確有效的說話習慣。

3. 培養一種客觀的自我觀察力，以便對對方（聽者）對口吃現象的反應與態度有較正確的判斷，而不致於因過度猜想對方（聽者）的負面反應而反過來影響自己的說話。

4. 口吃者應同時察覺自己潛意識下一種避免說話的傾向。特別是要能即時指認出某一特殊情境中，自己是否畏縮不語，以便適時作行為上的修正。

5. 要學會願意去面對及討論自己的口吃問題，至少應使自己內在對這種「面對自我」的不安與焦慮能有所減輕，同時學會一種正面積極的看法。

6. 改進或減輕因口吃現象所導致的附屬的怪異動作。首

先，可經治療人員之協助加以確認，此外，口吃患者也能適時的察覺到在口吃發生的當兒自己所嘗試作了些什麼身體上的掙扎行為。

7. 對於一個平常很少說話也避免說話的口吃患者，必須慢慢增加自己的說話次數。剛開始時，可以保持「簡單性」的日常對話，等逐漸從中得到信心之後，可以逐步練習「較複雜」的溝通—如與他人意見交換或作意見與感受上之交流。

8. 能學會一種不同的或蓄意的口吃方法（如前文所提到的）多少可以提供自己在不時之用，畢竟生活中有太多的變項與因素。譬如個人的感情、工作、與家人朋友之間的關係，加上外在環境等等多少影響我們正常的作息與心理情緒與行為反應。

9. 如何學會較坦然的面對自己的口吃問題。即使在治療之後，如何對偶而的說話不順或某一程度的口吃加以容忍並讓其對自己有最少程度的心理影響。

筆者在此所必須強調一點的是，由於口吃的起因仍屬沒有結論的事實。既然我們難以掌握所有可能的成因，也未必就能加以完全的控制或消除，因此完全療癒的結果本是一種不實際的期待，更不應期望當事人（口吃者）能夠「完全」坦然的面對其口吃問題、或不會因為其口吃問題而感到絲毫的挫折。想想看，說話順暢的一般人都不見有勇氣面對自己個性上的缺點或身體外觀上的缺陷，而且常常可能會因一點小挫折而沮喪。試問，我們又如何要求口吃者的「絕對接

受」其本身的說話問題。以筆者個人的了解，縱使美國口吃
大師 Van Riper 及其他口吃專家學者們，在面對自己已然克
服80％的口吃問題時仍不免情緒激動。

參考文獻

Adams, M. R. (1977). A clinical strategy for differentiating the normally nonfluent child and incipient stutterer. *Journal of Fluency Disorders,* 2, 141 – 148.

Adams, M. R. (1980). The young stutterer ： Diagnosis, treatment and assessment of progress. *Seminars in Speech, Language and Hearing,* 1, 289 – 299.

Andrews & Harris (1964) (Eds.). *The syndrome of stuttering.* London ： Heinemann.

Andrews, G., Graig, A., Feyes, A. M., Hoddinott, S., Howie, P., & Neilson, M. (1983). Stuttering ： A review of research findings and theories circa 1982. *Journal of Speech and Hearing Disorders,* 48, 226 – 246.

Arnold, G. E. (1971). An attempt to explain the causes of cluttering with LLMM theory. *Folia Phoniatr.*, 22, 247 – 250.

Bloodstein, O. (1987). Symptomatology. In O. Bloodstein (Ed.), *A handbook on stutering.* Chicago ： National Easter Seal Society.

Bobery, E. (1984). Intensive adult/teen therapy program.

In W. H. Perkins（Ed.）*Stuttering disorders.* New York：Thieme Stratton.

Caruso, A. J., Gracco, V. L. & Abbs, J. H.（1987）. A speech motor control perspective on stuttering：Preliminary observation. In H.F. M. Peters & W. Hulstijn（Eds.）, *Speech motor dynamics in stuttering.* New York：Springer Verlang.

Caruso, A. J.（1991）. Neuromotor processes underlying stuttering. Unpublished manuscript, 1 – 19.

Conture, E. G., McCall, G. N., & Brewer, D. W.（1977）. Laryngeal behavior during stuttering. *Journal of Speech and Hearing Research,* 20, 661 – 668.

Conture, E., Rothenberg, R., & Molitor, R.（1986）. Electroglottographic observations of young stutterers' fluency. *Journal of Speech and Hearing Research,* 29, 384 – 393.

Cooper, E. B.（1979）. Understanding stuttering：Information for parents. Chicago：National Easter Seal Society.

Daly, D.（1986）. The clutterer. In K St. Louis（Ed.）, *The atypical sutterer.* New York：Academic Press.

Geschwind, N., & Galaburda, A.M.（1985）. Cerebral

lateralization：Biological mechamisms, associations, and pathology：I. A hypothesis and a program for research. ***Archives of Neurology*** , 42, 429 – 459.

Gregory, H.H. （1979）. Contoversial issues：Statement and review of the literature. In H. H. Gregory （Ed.）, ***Controversies about stuttering therapy***, 1 – 62. Baltimore：University Park Press.

Gregory, H. H., & Hill, D. （1980）. Stuttering therapy for children. ***Seminars in Speech, Language and Hearing***, 1, 351 – 363.

Guitar, B. （1982）. Fluency shaping with young stutterers. ***Journal of Childhood Communication Disorders***, 6, 50 – 59.

Haill, J.W., & Jerger, J. （1978）. Central auditory function in stutterers. ***Journal of Speech and Hearing Research***, 21, 324 – 377.

Ham, R. （Ed.）. （1986）. ***Techniques of stuttering therapy.*** New Jersey：Englewood Cliffs, Perentice – Hall, Inc.

Ham, R. （Ed.）. （1990）. ***Therapy of stuttering***：***Preschool through abolescence.*** New Jersey：Englewood Cliffs, Prentice – Hall, Inc.

Johnson, W. （Ed.）. （1956）. ***Stuttering in children and adults.*** Minneapolis：University of Minnesota Press.

Johnson, W. & Associates（Eds.）.（1959）. *The on-set of stuttering.* Minneapolis： University of Minnesota Press.

Kelso, J. A. S., Tuller, B., & Harris, K. S.（1983）. A ” dynamic pattern ” perspective on the control and co-ordination of Movement. In P. F. MacNeilage（Ed.）, *The Production of speech.* New York： Springler – Verlang.

Kent, R. D.（1983）. Facts about stuttering： Neuropsychologic perspectives. *Journal of Speech and Hearing Disorders,* 48, 249 – 255.

Ket, R. D.（1984）. Stuttering as a temporal programming disorder. In R. F. Curlee & W. H. Perkings（Eds.）, *Nature and treatment of stuttering： New directions.* San Diego： College – Hill Press.

Kent, R. D. & Perkins. W.（1984）. Oral – verbal fluency： Aspects of Verbal formulation, speech motor control and underlying neural systems. Unpublished manuscript.

Kidd, K. K.（1984）. A genetic perspective on stuttering. *Journal of Fluency Disorders,* 2, 259 – 269.

Kidd, K.（1984）. Stuttering as a genetic disorder, In R.F Curless and W.H. Perkins（Eds.）. *Nature*

and treatment of stuttering ∶ *New directions.*
San Diego ∶ College – Hill Press, Inc.

Liberman, A. M., Cooper, F. S., Shankweiler, D. D., &
Studdert Kennedy, M. (1967) . Perception of the
speech code. *Psychological Review,* 74, 431 – 461.

Luchsinger, R. (1944) . Bilological studies on monozygot-
ic and dizygotic twins relative to size and form of the
larync. *Archive Julius Klausostiftung fur Ver-
ergungsforschung,* 19, 3 – 4.

McClean, M., Goldsmith, H., & Cerf, A. (1984) .
Lower – lip EMG and displacement during bilabial dys-
fluencies in abult stutterers. *Journal of Speech Hear-
ing Research,* 11, 631 – 637.

Moore, W. H., Jr. (1984) . Central Nervous system
characteristeics of stutterers. In R. F. Curlee & W. H.
Perkins (Eds.) , *Nature and treatment of stut-
tering* ∶ *New directions.* San Diego ∶ College – Hill
Press.

Neilson, P. d., Neilson, M. D., & M. D., & O ' Dwyer,
N. J. (1982) . Acquistition of motor skills in tracking
tasks ∶ Learning internal models. In D. G. Russell &
B. Abernethy (Eds.) , *Motor memory and
control* ∶ *The Otago symposium,* Dunedin, New
Zealand. Dunedin ∶ Human Performance Associates.

Neilson, M. D. & Neilson, P. D. (1987). Speech motor control and stuttering : A computational model of adaptive sensory – motor processing. *Speech Communication,* 6, 325 – 333.

Owen, N. (1981). Facilitating maintenance of behavior changes. In E. Bokerg (Ed.) *Maitenance of fluency.* New York : Elsevier North – Holland.

Perkins, W. H. (1979). From psychoanalysis to discoordination. In H. H. Gregory (Ed.). *Controversies about stuttering therapy.* Baltimore : University Park Press.

Perkins. W. H. (1984). Techniques for establishing fluency. In W. H. Perkins (Ed.), *Stuttering disorders.* New York : Thieme – Stratton.

Perkins, W. H. (1986). Postscript : Discoordination of phonation with articulation and respiration. In G. H. Shames & H. Rubin (Eds.), *Stuttering : Then and now.* Columbus : Charles E. Merrill.

Peters, T. J. & Guitar, B. (1991). Constitutional Factors, In T. J. Peters & B. Guitar (Eds.), *Stuttering : An integrated approach to its nature and treatment,* 21 – 42. Baltimore, Maryland : Williams & Wilkins.

Perters, H. F. M & Hulstijn, W. (Eds.) (1987).

Speech motor dynamics in stuttering. New York：Springer－Verlag.

Riley, G. & Riley, J.（1979）. A component model for diagnosing and treating childern who stutter. *Journal of Fluency Disorders,* 4, 279－293.

Riley, G. & Riley, J.（1980）. Motoric and linguistic variables among children who stutter：a factor analysis. *Journal of Speech and Hearing Disorders.,* 45, 504－515.

Riley, G. D. & Riley, J.（1984）. A component model for treating Stuttering in children. In M. Peins（Ed.）, *Contemporary approcaches in stuttering therapy.* Boston：Little, Brown & Company.

Shames, G. H., & Florance, C. L.（Eds.）.（1980）. *Stutter － free speech：A goal for therapy.* Columbus：Charles E. Merrill.

Sheehan, J. G.（1953）. Theory and treatment of stuttering as an approach － avoidance conflict. *Journal of Psychology,* 36, 27－49.

Sheehan, J. G., & Sheehan, V. M.（1984）. Avoidance － reduction therapy：A response suppression hypothesis. In W.H. Perkins（Ed.）, *Stuttering disorders.* New York：Thieme－Stratton.

Starkweather, C. W.（Ed.）.（1987）. *Fluency and stut －*

tering. Englewood Cilffs, New Jersey.： Prentics Hall.

Stromsta, C.（1986）. Stuttering： A frame of reference. In C. Stromsta（Ed.）, ***Elements of stuttering,*** 1 – 30. Michigan： Atsmorts Publishing.

Travis, L. E.（1978）. The cerebral dominance theory of stuttering. ***Journal of Speech and Hearing Disoders,*** 43, 278 – 281.

Tsao, Y. C.（1991）. The electroglottographic waveforms in the speech of stutterers and nonstutterers. Paper presented at the annual convention of the American Speech and Hearing Association（ASHA）, Atlanta.

Van Riper, C.（1974）. Modification of behavior. In ***Therapy for stutterers.*** Memphis： Speech Foundation of America.

Van Riper, C.（Ed.）.（1971 & 1982）. ***The nature of stuttering,*** Englewood Cliffs, New Jersey： Prentice Hall.

Webster, R. L.（1980）. Evolution of a traget – based behavioral therapy for stuttering. ***Journal of Fluency Disorders,*** 5, 303 – 320.

Weiss, D. A.（1964）. ***Cluttering.*** Englewood Cliffs： Prentics Hall.

Weiss, B.（1967）. Neuromuscular excitability in stutterers. *Folia Phoniatr.* 19, 117 – 124.

Williams, D. E. （1979）. A perspective on approaches to stuttering therapy. In H. H. Gregozy（Ed.）, *Controversies about stuttering therapy.* Baltimore：University Park Press.

Wingate, M. E. （1964）. A standard definition of stuttering. *Journal of Speech and Hearing Disorders,* 29, 484 – 489.

Wingate, M. （1988）. *The structure of stuttering：A psycholinguistic analysis.* New York： Springer – Verlag.

Yairi, E. （1981）. Disfluencies of normally speaking two – year – old children, *Journal of Speech and Hearing Research,* 24, 490 – 495.

Zimmermann, G. N. （1980）. Articulatory dynamics of fluent utterances of stutterers and nonstutterers. *Journal of Speech and Hearing Research,* 23, 95 – 107.

Zimmermann, G. N. （1981）. Stuttering：In need of a unifying conecptual framework. *Journal of Speech and Hearing Research,* 46, 25 – 31.

9

兒童語言發展異常

　　語言係依年齡並循著一定的順序發展而成。兒童在語言發展的過程中，無論在說話或理解方面，常會發生不合成人標準的錯誤，而何者可稱爲語言障礙兒童呢？根據《語言障礙學生鑑定及就學輔導規劃之研究報告》（語言障礙研究小組，民78），凡個人的語言理解能力或表達能力與同齡兒童相較，有顯著的偏異現象而造成溝通困難者，統稱爲兒童語言障礙；依障礙類型分爲構音異常、聲音異常、語暢異常、及語言發展異常四大類，本文謹就第四類語言發展異常討論之。

第一節　語言發展異常的現象學

一、異常與遲緩

　　雖然語言與兒童其他方面的生長與發展一樣，有一定的時間與順序，但個別差異仍大。由於兒童的可塑性極高，且各方面均尚在發展之中，其在語言方面與同齡兒童比較所出現之「顯著偏異現象」，到底是絕對的異常現象，亦或僅是一段時期的發展遲緩呢？未經過長期詳盡的觀察、評估、與診斷，實很難對該兒童妄下結論，所以常見兒童語言發展之問題，有以「語言發展遲緩」（language delay），「語言異常」（language disorders）、或「發展性語言異常」

（developmental language disorder）來描述之。

　　Telford 與 Sawrey （1967）認為語言發展遲緩表現出下列一種或多種情形：（1）語言發展的起步年齡較晚，（2）發展的進度較慢，（3）發展所達到的最終程度較一般兒童為低下。Menyuk（1972）則認為語言發展遲緩係指語言發展循著正常的順序在進展，但所需的時間拉長。Bloom 與 Lahey （1978）則在《語言發展及語言異常》（Language Development and Language Disorders）一書中指出，兒童在所處環境中學習或使用傳統約定俗成的符號系統，來代表其對世界的認識，並達成溝通目的的過程中，若出現障礙便稱為「語言異常」，可能的情況包括：（1）對所處世界的認識及概念之形成有問題，（2）學習傳統的系統化符號以代表其對世界的認識有困難，（3）學得的符號系統與傳統約定俗成的系統不相符，（4）無法將學得的符號應用在說話或理解上以達到溝通目的，（5）會學習並使用符號，但是習得的速度較同齡者為晚，（6）上述各要素間之交互功能失調。兒童所表現出來的現象包括：（1）很少或完全不會說話，（2）輕微或完全不能理解指令，（3）使用不尋常的字語來表達，（4）因句法錯誤而阻斷溝通的目的。Nicolosi, Harryman, 與 Kresheck （1983）在《溝通障礙專有名詞闡釋》（Terminology of Communication Disorders）書中定義語言異常為：「個體無法妥善使用語言符號達成有效的溝通，包括任何表達或接收語言要素的困難，程度由輕微的語言不正確、語言內容貧乏、語彙缺乏、至完

全不會說話等」。林寶貴（民81）在《語言障礙兒童輔導手冊》中，綜合語言障礙研究小組在《語言障礙學生鑑定及就學輔導規劃之研究報告》（民78）之意見，定義語言發展異常為：「語言的語意、語法、語用、語形、語彙之發展，在理解與表達方面，較之同齡者有明顯偏差或遲緩的現象」；並採 Telford 與 Sawrey（1967）之語言發展遲緩的三種情形說明之，附加說明各種特徵如後：（1）語意異常：是詞不達意或無法理解說話者的涵意；（2）語法異常：說話句型、結構簡單，有顛倒、混淆、或省略等不合語法的現象；（3）語用異常：說話不合溝通的情境或措詞不當；（4）語形異常：有字形辨認不清或混淆等現象；（5）語彙異常：語彙少，甚至完全沒有。

由上述各家之定義，語言發展「遲緩」與「異常」有互相包含之意，如 Telford 與 Sawrey 所述之「發展所達到的最終程度較一般兒童低下」與 Bloom 與 Lahey 及 Niclolosi 等之主張相通，而林寶貴（民81）則將遲緩包含在異常之中。由於一般「遲緩」似意味著速度雖慢但未來可能達到正常程度，而「異常」則代表「與正常有別」，本文為敘述之便，除非須特別區分「遲緩」與「異常」之狀況而分開說明，若同時述及二者時，則採用「語言發展異常」之名稱稱之。

二、語言發展異常之重要界標

　　語言的發展雖有個別差異存在，但大致均循著一定的順序完成，可以依據正常的語言發展時序，推斷兒童語言能力是否有落後或異常的現象，早期發現問題，能把握治療的先機，使兒童得到最適切的幫助。如何早期發現問題，以下係依一般語言發展的重要界標爲參考，列出語言發展異常的危險訊號，發現兒童有其中任何一種情況時，均須提高警覺，及早診治，使兒童能免除或減低語言異常的程度。

（1）嬰兒時期太過安靜，或對大的聲音缺乏反應。

（2）至二歲仍無任何語彙出現。

（3）至三歲仍無任何句子出現。

（4）三歲以後，說話大部分仍含糊不清難以理解。

（5）五歲以後，說話句子仍常有明顯錯誤。

（6）五歲以後，說話句子仍有不正常的節律、速度、或語調。

（7）五歲以後，說話語音仍帶有許多省略、替代、或歪曲的現象。

（8）說話聲音單調平直，音量太大或太小、或音質太差。

（9）說話聲音有明顯鼻音過重或缺乏鼻音的現象。

（10）年齡愈長，說的話反而愈少或愈不清晰。

三、原因

　　語言發展異常之原因相當複雜,而明顯表現語言異常卻查不出原因者亦不在少數。一般可檢查出來之主要原因有五種:(1)聽覺障礙,(2)智能障礙,(3)中樞神經系統功能不良,(4)情緒困擾,(5)環境剝奪。這些原因可能單獨或混合出現,且會依嚴重程度反映語言異常的程度。

㈠聽覺障礙

　　學習語言必須具備靈敏的聽覺以正確的聽辨、認識語言,聽障兒童被剝奪了聽取他人說話的機會與頻率,且無法有效監聽自己的語言,對語言發展與溝通能力有嚴重的不良影響,除口說語言外,書寫語言包括閱讀與作文能力亦多半有困難,重度聽障兒童在助聽系統的輔助與特殊訓練之前往往完全沒有語言,而後其語言發展仍顯著落後(Northern & Downs, 1974),中度聽障兒童也會有顯著的語言發展遲緩(Wohlner & Koenigsknecht, 1975),聽障的嚴重度與語言發展有關鍵性的影響。Myklebust(1964)及Presnell(1973)則指出聽障的嚴重度與發生聽障的年齡,對語言發展有顯著影響。此外,仍有許多因素會影響聽障兒童的語言能力,包括聽障被診斷出來的年齡、配戴助聽器的年齡(Presnell, 1973)、視覺、情緒、智力、及神經心理等因素(Myklebust, 1964),還有父母對孩子的態度

（Moores, 1972）等（見 Daves, 1980）。

　　一般研究均顯示聽障兒童使用的語彙較少，句子較短，並有較多的語言錯誤，語言能力較同齡兒童落後約二至三年（林寶貴，民76；張蓓莉，民76，民78）；在理解方面，陳怡佐（民79）研究三至六歲聽障兒童的語彙理解能力，發現各年齡組之語彙理解能力均較普通兒童爲落後，整體的差距在二至四年左右，且已學得的詞彙中以名詞佔絕大多數，動詞及形容詞所佔比率較少。聲學分析聽障兒童的口語，出現聲音、構音、語韻（prosody）、及節律上的多重異常，使說話更不易被理解，加重溝通上的困難。

㈡智能障礙

　　語言發展與認知能力息息相關並交互影響，在思考、注意、記憶、與辨認方面有困難之兒童，理解語言或表達情意的能力發展上，一定會有遲滯的現象。智障會導致語障，智障的嚴重程度與語言發展障礙的嚴重度呈正的相關（Schifelbush, 1972），智能障礙越嚴重，語言障礙亦越嚴重（林寶貴，民74）；在表達性語言或接收性語言溝通均會發生困難，使用語彙及語法原則上有問題。Yoder 與 Miller（1972）認爲智商與（1）語句長度，（2）語句複雜度，（3）語句完整性，及（4）語句結構和時態使用的變化性等，有正相關，輕度智障的相關度雖相對的較低，但越嚴重時，相關越高，表現在語法方面，中重度智障兒童受到的影響更爲明顯。在語意方面，智障兒童之語意概念較爲具體

性，缺乏抽象概念，發展速度亦較緩慢。智能的障礙也會影響人際間互動時之社會化及溝通能力，使用語言時，語用技巧受損而有限。智障兒童在學習閱讀與書寫時，較學習口語更來得困難（毛連塭，民66）；張正芬（民76）以國語文能力測驗（吳武典、張正芬，民73）為工具，研究國中益智班輕度智障學生，發現國一輕度智障學生語文能力較同年級普通學生落後三至六個年級，尤以聽覺記憶與注音能力最差，輕度智障學生之語文能力與智力有中度的相關，且智力為語言能力的最佳預測因子。語文能力低下，會導致學科學習的困難與成就的低落，對人際關係之建立與發展，及日後的社會適應和獨立生活上，有非常不利的影響。

(三)中樞神經系統功能不良

　　大腦功能與語言功能有密切相關是不爭的事實，大腦功能不良會使認知發展遲緩，語言發展也受阻礙。大腦功能不良可分為先天性及後天性，先天性又包括遺傳性及非遺傳性，討論如下。

　　遺傳性缺陷可追溯至家族性基因因素，父母或手足中常有一人或多人有語言發展障礙（Moorhead, Mellman, & Wener, 1961）。新陳代謝異常也會阻礙語言發展（McGrady, 1968）。非家族性的因素也同樣會造成因基因問題而導致的語言異常，如唐氏症即是明顯例子。非遺傳性缺陷多半懷疑係不當藥物或放射線照射直接影響了大腦的功能，其他原因包括母親懷孕期的疾病如德國麻疹、營養不良、使

用藥物不當，而使得胎兒中樞神經系統受損。

　　後天性的大腦功能不良包括腦炎、腦膜炎、局部性大腦病灶、意外腦傷、及退化性腦功能異常等；無論原因為何，都會導致語言發展異常，甚至伴隨發生智能障礙、中樞性失聽、吶吃、或失語症等，影響整個語言的學習及將來學校教育上的適應。

㈣情緒障礙

　　正常的情緒發展是語言發展的要件之一，有情緒困擾的兒童，似乎缺乏學習語言的動機，好像是放棄說話，或是害怕說話，甚至呈靜默狀態。有些孩子會說話，但幾乎在所有場合均拒絕說話，並過度害羞，採集語言樣本時必須由單向鏡觀察其與家人相處及對話的情形，這類兒童被稱做選擇性緘默症（elective mutism），多半伴有構音或語言異常（Wright, 1968；Kolvin & Fundudis, 1981），沉默是一種曾被嘲笑、批評、或誤解等經驗的反應，有些兒童似乎說話正常，但有其他兒童期精神異常症狀，所以表現靜默或呈現語言退化的現象，如兒童期精神分裂症（childhood schizophrenia）往往二、三歲時尚有相當正常的語言發展，但漸漸退化，缺乏與他人交談與建立人際關係的能力，漸出現許多怪異的用語及語法難以被理解，或漸漸停止說話，或停留在單字期階段，並有其他的退縮行為發生。精神異常越嚴重，語言異常越嚴重，病狀的預後也愈差（Ross, 1980）。

㈤環境剝奪

　　兒童的語言學習受環境與經驗的影響很大，尤以家庭、父母為重；早期許多研究證明語言發展受環境與經驗之影響而有優劣，包括成人對孩子交互作用或語言刺激的量（Daves, 1980； Christensen，民78a ）、父母使用語言的正確性、及各類口語與非口語的生活經驗（ Daves, 1980 ），家庭社經水準（Hurlock, 1972； 陳淑美，民62；楊國樞、楊有維、蕭育汾，民63；鍾玉梅、徐道昌，民72 ）等因素，均指出兒童如有較良好的語言模範可仿傚，又有較多鼓勵語言學習的機會，語言發展便較佳；否則便易有不利的影響。

　　環境的不利或經驗的不足均會阻礙兒童的語言發展，簡稱為環境剝奪，可分為兩種：（1）物質性剝奪：如貧窮、居家環境不佳、營養不良，尤其像胎兒期嚴重營養不良，會造成腦部發育不良及智能障礙（Lefevre, 1975 ）；（2）社會性剝奪：如缺乏關愛及照顧致兒童喪失聽取及練習語言的機會，或長久處在不恰當的語言刺激中，都會使語言發展落後或產生不恰當的語言行為；兩種剝奪的型式可能同時出現，難以區分到底何者為主因；但社會性因素的重要性除上述研究外，由研究救濟機構兒童亦可得知，救濟機構兒童雖物質需求不缺，但缺乏發展個人與成人的親密關係，通常各方面發展均較緩慢，其中語言能力的損害特別明顯（Provence & Lipton, 1967； Lefevre, 1975, 見 Bishop et al., 1987）。

四、出現率

　　語言發展異常是學前階段十分常見的問題，出現率的調查結果，由於定義與標準有別，所以差異甚大，一般同意學前階段有1％兒童呈「嚴重」的語言發展異常；其他程度的則由3％～15％之間不等（Silva, 1987； 林寶貴，民73； Wong, Lee, Lieh-Mak, & Yeung, 1992）。在學齡階段，MacKeith 與 Rutter（1972，見 Sliva,1987； Wong et al., 1992）指出1％兒童在入學時有顯著的語言發展異常，而有4％～5％兒童顯現早期語言困難的後遺症，最常與語言發展異常連在一起的是智能障礙，但聽覺障礙、腦性麻痺、及其他發展障礙亦相當常見。

五、分類

　　語言發展異常之分類，傳統多以病源導向來分類，以個案在病理上可找出之原因直接命名，語言異常為其表現出來的行為之一，所以係依原因而自成一類的異常，直接稱「與（原因）有關之語言異常」，包括智能障礙、聽覺障礙、中樞神經系統損傷（又可分腦性麻痺、兒童腦傷、輕微腦功能異常、自閉症）、情緒障礙、學習障礙、環境剝奪、及不明原因之純發展性語言異常（specific developmental language disorder）等。

　　另外則有學者以語言學角度來看語言異常（Bloom & Lahey, 1978； Wood, 1982），由語言的不同要素分析兒童接收與表達的問題。Bloom 與 Lahey 認爲語言分爲內容（content）、形式（form）、及使用（use）三大要素，三者相輔相成完成溝通的目的，任一方面有缺陷，都會造成語言、溝通之問題，而將語言異常分爲（1）語言內容異常，（2）語言形式異常，（3）語言使用異常，再依語言學要素細分類；美國聽語學會（American Speech－Language－Hearing Association, 1982）在溝通障礙的定義中即採用此方式定義語言障礙爲：理解及使用口語、書寫、及其他的符號系統之發展不正常，包括：（1）語言的形式：音韻（phonology）、構詞（morphology）、及語法（syntax）系統，（2）語言的內容：語意（semantics）系統、（3）語言的功用（function）：語用（pragmatics）系統，三者單獨或任何合併出現之異常均屬之。

　　國內對語言發展異常的分類，較趨向綜合方式，除以障礙原因說明外，並以語言學要素分析其問題。語言學包括語音、語詞、語意、語法、和語用等要素，其中語音之問題於構音異常章節有詳盡的討論，構詞方面的問題，在英語系統中的時態、人稱、語尾等變化較爲複雜而常見，中文雖然因語系有別而少見，但在學齡階段仍易出現字詞形狀結構的問題，常有字形混淆或辨別不清的情形，在接收（閱讀）或表達（書寫）時便常出現此類的錯誤。以下謹將語言發展異常

分語意、語法、語用三類說明之，各與 Bloom 與 Lahey 的語言內容、形式、和使用相對應，三種異常可能單獨或混合的型態出現。

(一)語意異常

　　每個人想要說話表達意思時，必須對該件事、物有基本的認識，兒童對環境事物的概念，是其口語表達的基礎之一。大部份兒童語意異常與概念發展遲緩或困難有密切相關，因為概念未形成，所以無法發展語彙來標記（label）概念，有些兒童則概念發展不錯但仍無法以語言符號來表示其所知。另有一種則是概念和語彙均可以，然在須迅速尋出特定字詞以達流暢口語表達時卻有困難。故基本上語意異常又可分三類，即：（1）概念發展遲緩，（2）語彙發展遲緩，（3）尋字困難（Daves, 1980）。

　　1.概念發展遲緩。

　　認知與語言密不可分，Piaget（1952, 見 Strong, 1983）的理論認為語言是認知的符號系統，相信一個人必須先有某些基本的認知能力才能發展出語言。Daves（1980）指出概念發展遲緩有兩種情形，即所擁有的概念較同齡兒童為少，或概念間的連結較差，後者可能係因多種認知功能不良所致。兒童在接收或表達時，因對事物及其間關係的基本知識有限，便形成溝通的困難，故這類兒童於早期介入（intervention）時，往往以認知概念為訓練要點，期概念成熟而能促進其語言能力。

2.語彙發展遲緩。

雖然概念發展爲語彙發展的先決條件，仍有許多兒童在語言符號化（symbolize）時有困難，往往表現聽覺理解正常，但表達性語言低落的現象；與一般同齡兒童比較，所使用語彙的數量及種類較少，有些則某些特定詞類特別缺乏，如只會使用較具體的詞類，欠缺抽象語詞。

3.尋字困難。

尋字困難類似失語症分類中的命名失語症（anomia, dysnomia），兒童認識並瞭解其所聽到的字詞，但說話時卻無法順利將同樣的字詞說出來，以致有替代字詞（如「時鐘」說成「手錶」）、兜圈子說話（如「看幾點的那個」表示「時鐘」），或完全用錯語詞的現象。有尋字困難的兒童往往顯得說話反應慢、不流暢，及有文法上的錯誤，並常須使用過多的手勢協助表達意思。

㈡語法異常

語法是字詞順序及組成句子的法則，有了語法知識，個人才能將所瞭解的概念組成聽話者聽得懂的句子傳達意見；兒童學會語法規則便漸漸能完整的表達其思想，若有遲緩便會阻礙其與他人的溝通，有些兒童表現遲緩，有些則表現異常的現象。

1.語法結構發展遲緩。

一般兒童在發展足夠多的語彙後，就自然而然將字詞連結起來，開始時會遺漏許多語詞，並不合乎成人的文法，漸

成熟後便一一習得合乎該語系的語法規則。語法結構發展遲緩的兒童，語法結構與一般兒童相似，只不過以年齡看，則太過簡單，不如同齡兒童的語法能力。

2.語法結構發展異常。

語法結構發展遲緩或異常往往難以判斷，一般兒童在發展階段也有語法不正確的現象，但語言發展異常的兒童卻往往長期持續不變，未見改善，便歸於發展異常。

語法結構之異常，常見說話句型結構有顛倒、混淆、添加、或省略等不合語法的現象，往往又與語意的瞭解、對語彙本身的知識很有關係，例如個案說：「我看到警察被抓小偷了」、「我媽媽在家庭主婦」、「我最喜歡長褲，也不穿裙子」、「我爸爸總經理是××公司」、「我的房子都大」，除了語法的錯誤外，其對語彙本身的瞭解亦有影響。語法結構發展異常的兒童，往往在就學後於文字語言—包括閱讀與書寫時發生同樣的困難，有些兒童則雖在口語方面已近乎正常，仍在閱讀書寫方面顯現相當的問題。

(三)語用異常

有些兒童會說話，且語音、語意、語法上都相當恰當，卻在使用用語言以達到人際溝通目的的技巧上發生問題，接收或表達語言時有不合情境、答非所問、不著邊際、或其他不符合對話者需求的不恰當，甚至怪異的語言行為出現。如問六歲的小明名字或年齡，他一律回答：「我是××明，我今年六歲，我爸爸是×××，我家住在（正確住址）」，問

他「你是誰？」，則答「你是××明」，問他「我是誰？」，則答「我是鍾老師」，問他「你坐什麼車來的呢？」，則重覆問句答「你坐什麼車來的呢？」，或「我爸爸帶你坐計程車去榮總找鍾老師」，雖然合乎語意及語法規則，卻明顯的在使用語言以完成溝通的功能上有困難。

為什麼有語用的問題？ Richard 與 Schiefelbusch（1990）認為兒童使用不恰當的言詞，可能與其基本的社會化處理能力有關，常常在接收及解釋交談時之線索（cues）有困難，回答時無法將自己的語言與對話者所提供的線索相對應，與對話者似乎缺乏眼神接觸或其他非語言互動的動機，在處理有對比關係的指稱詞（deixis）很有困難，尤其在區分「你」和「我」之人身指稱時，特別常見。

第二節　語言發展異常的評估

評估是一種多層次的連續過程，由篩選到診斷，到擬定治療計劃，到修訂治療計劃，到重新評估等，目的在於鑑定：（1）兒童的語言能力是否與年齡相當，（2）兒童目前的特殊困難，（3）可能的原因，及（4）應該予以什麼幫助。一般評估的項目與程序包括：（1）面談，（2）觀察兒童行為，（3）採集語言樣本，（4）語言測驗，（5）其他相關測驗，如構音測驗、口腔動作檢查、智能測驗、聽力檢查等，（6）分析資料與建議等。

一、面談

　　評估的第一步多半是與兒童的父母（或主要的照顧者）面談，目的在瞭解兒童的基本背景資料、發育及疾病史、個性與喜惡、平常使用的溝通方式、語言理解與表達能力、以及父母本身對兒童語障的態度和想法。設計完善的問卷或調查表請父母先填寫，可瞭解大概，再由父母的言談舉止間知曉父母對語障的認識、照顧和協助兒童的歷程、及其對兒童的期望等，可做爲後來評估診斷與治療的參考。而父母能否全心之參與，實是將來評估及治療能成功與否的要件之一。

二、觀察兒童行爲

　　由見面始，兒童的一舉一動、一言一行均是評估者觀察的重點；許多幼小或特別畏羞的兒童，評估者常只能當個旁觀者，遠遠的或在單向的觀察室注意兒童與家人相處時的行爲表現；一般語言治療師能在兒童玩玩具時漸參與其中，便可有目的的試探其能力，觀察兒童是否：（1）對突然介入的聲音或口語有反應，（2）會注視說話者，（3）會用適當方法玩玩具，（4）會聽從簡單指令，（5）會以動作、聲音、或語言表示需求或不滿，（6）會主動發言，（7）會回答問題，（8）有不恰當的情緒或行爲，以大略瞭解兒童的能力，並藉以建立關係，利於進一步之評估。

三、採集語言樣本

語言取樣基本上是在低結構場合（low－structured setting）中，收集、記錄兒童的自發性語言，做為評估的良好依據，但應注意儘量讓兒童能自由表達意見，以獲得足具代表性的樣本。樣本要能具代表性必須包括至少連續的五十到一百句以上的發言（utterance）。Miller（1981）指出兩歲以上的兒童在三十分鐘的交談中，約有一百句以上的發言；語障兒童的取樣所需時間因人而差異甚大；對尚無口語者亦可取樣，以眼神、表情、動作、聲音等為計算單位，同樣可表示目前兒童的溝通能力（Christensen，民78a）。

語言樣本是否具代表性及效度與取樣方法關係密切，Richard 與 Schiefelbusch（1990）提出幾個較能引發兒童語言的技巧值得參考：（1）建立溝通的氣氛：提供一些可以講話的主題，如兒童喜好的玩具或遊戲，由兒童熟悉的家人或小孩一起玩更佳；（2）跟著兒童走：成人呈現好玩的玩具或遊戲後，等待兒童去發揮，成人跟著兒童的反應應變，儘量讓其多發言，（3）限制成人的語言：成人的發言最好避免過多的問句及長篇大論，以能促進及擴展兒童的發言為佳，（4）使用支持性言語：較能促進兒童說話的成人語言行為包括：並行語（parallel talking：邊玩邊描述兒童出現的行為）、重覆內容、擴展性語言、開放式問題等，避免只要兒童簡答「是」、「不是」、「要」、「不要」或名稱等

的閉鎖式問題。邊玩邊描述目前進行的活動,對退縮、害羞的兒童相當有用,能增進安全感,且容易引發口語。

　　詳記活動內容中的語言行為,及逐字寫出發言內容是相當費時而重要的工作,錄音或錄影是最佳的輔助工具,以免有疏漏之處;取樣完成後立即逐字逐句轉錄於記錄紙上進行分析最為準確。分析時最常計算平均發言長度(mean length of utterances,MLU),雖然無法反應質方面的語言,仍是相當實用的參考,尤其 MLU 在四個詞素(morpheme)以下時更為可信,因為早期語言的進步能造成發言長度的增加(McCormick & Schiefelbusch, 1984);在質方面可分析兒童已有那些語彙,又可將相異字數總和除以總字數,求出生字率(type-token ratio),瞭解語言內容的變化性,再則可分析兒童的用詞種類、句法結構等,提供相當好的資料作為診斷及治療的參考。

四、標準化語言測驗

　　標準化測驗能提供常模讓語障兒童與同齡兒童相比較,是較為客觀的評估方法;但要發展一個能忠實、完整、而準確的測出兒童真正的語言能力的測驗並不容易,且施測時難免受到主試及受試本身或交互作用的影響,降低測驗的準確度,尤其兒童本身因素的影響最為明顯(Richard et al., 1990),許多兒童有注意、知覺、記憶、或動機等問題,有些則因感覺或動作問題,須特別的裝備,而有些則根本無法

施測；雖然如此，一般只要情況許可，標準化測驗仍為便捷的評估工具，提供治療師較為客觀的參考。

　　國內目前相當缺乏兒童語障的評估工具，吳咨杏、李淑娥、鍾玉梅（1992）在《台灣地區各類語言障礙評估工具之調查與探討》中，提出六種評估兒童語言發展方面的測驗，即：（1）修訂畢保德圖畫詞彙測驗（陸莉，民77），（2）語言障礙兒童診斷測驗－修訂版（林寶貴，民74），（3）語言障礙評量表（林寶貴，語言障礙研究小組，民80），（4）學前兒童語言發展量表（張正芬、鍾玉梅，民75），（5）語言功能評量篩選測驗（林寶貴，民75），（6）國語文能力測驗（吳武典、張正芬，民73），其中1、3、4、6四測驗有常模比照（參見附錄，張蓓莉，民80；吳咨杏等，民81），另一建有常模的學前兒童學習能力測驗（張杏如、譚合令、周雪惠、王天苗，民80），亦是評估兒童語言發展相當好的工具，因版權問題僅由信誼發展中心專用，故未列入探討。又：林寶貴、林美秀（民82）之學前兒童語言障礙評量表，主以語言障礙評量表（林寶貴等，民80）為架構修訂，使適用年齡推至學前三歲至五歲十一個月的兒童，臨床應用相當頻繁，因調查研究時，尚未印行，故亦未列入探討。由回收的五十三名臨床語言治療師的問卷得知，臨床上僅「語言障礙評量表」與「學前兒童語言發展量表」較常被使用，為何特教單位編著之現有測驗未能在醫療單位普遍使用，是測驗取得不易或不適於臨床診斷呢？原因值得進一步探討。

五、其他相關測驗

　　除前述外，與語言能力有關的構音能力、口腔功能、智能、及聽力等，都是評估的要項；有口語的兒童應觀察其語音是否正確？如發生錯誤時是何種錯誤？採用何種音韻歷程？是否與口腔動作能力有關？口腔的結構與功能是否恰當？在語言取樣時便可聽出大概，如有疑問便可予以正式的構音測驗與分析，以及口腔結構與動作之檢查；智能和聽力的因素與語言能力息息相關，尤其懷疑兒童有語言異常時，應轉介其讓心理師及聽力師做各項檢查，以知能否排除該項因素，對治療及預後都很有幫助。

六、分析資料與建議

　　當各項測驗及有關的資料蒐集完成後，最困難也最重要的就是如何利用、分析這些結果予兒童適當的診斷及建議，最好各類專業人員安排一個會議，討論彼此的觀點並驗證資料的正確性，以獲得完整而正確分析，對兒童的溝通能力有個統整的圖畫（劉麗容，民81a）。劉麗容並建議書寫兒童的溝通能力摘要應包括：兒童整體性的：（1）語言表達力（即發言），（2）說話清晰度（即構音、聲音），（3）語言複雜度（即語法、語意），（4）反應型態（即對談、語用），（5）個性及情意（affect）：包括挫折、焦慮、動

機、合作、與自信心等因素。

　　有了適當的診斷，應予父母（或照顧者）詳盡解說與建議，讓其瞭解子女與一般兒童有何偏差，若在正常範圍內，應指導父母一般促進語言發展的注意事項，在必要時追蹤檢查，以免有漏失。對語言異常的兒童，則須讓父母瞭解其子女目前的問題，溝通能力的強、弱點，能經醫藥治療或儀器輔助得以改進者（如中耳炎、聽障），儘早轉介做適當的處理，再討論安排語言治療的方式、時間、次數，父母所能提供的幫助，以及可能之預後及將來就學方面的問題等等。

第三節　語言發展異常的治療

一、治療原則與目標

　　語言發展異常兒童之治療必須先有完善的評估診斷，瞭解兒童溝通能力的優、弱點，再依個別需要設計合適的治療計劃，並時時因兒童語言行為的改變，修正治療計劃，使能得到最佳的幫助。雖然沒有一套人人適用的治療寶典，大原則卻是共通的。劉麗容（民81b）認為語言治療應遵循下列原則：（1）治療是一種動態而持續進行的過程，（2）治療是一種雙向而非單向的歷程，治療師由示範及擴展兒童的反應，促發（facilitate）兒童學習，兒童亦能在開放而包容的

環境中使用、練習新的語言形式，（3）治療並不限於在治療室或教室裡進行，只要有人際互動時，任何人、任何時間、地點均可進行，（4）家庭在語言治療的過程中佔有重要的角色，父母是主要的參與者，應鼓勵指導其能統整（integrate）語言活動到兒童的日常例行活動之中，（5）語言治療是因人施教的，沒有一套適合所有兒童的治療法，且語言異常兒童並非同質團體（homogeneous group），每人有自己的優、弱點，治療計劃與方法也有所別，（6）語言治療是整體性（holistic）而非片段性（segmented）的，所以治療活動應能導向語言內容、形式、及使用上的統整，（7）語言治療必須是與生活有關聯而具意義的，能提供結合結構性及自然性的活動，使不同的語言形式能得以示範及練習，（8）語言治療不是速成的，也沒有任何簡易導引可以以偏概全。

　　治療或教育任何語障兒童，最佳目標當然是希望兒童能達到正常水準，事實卻因兒童情況而目標有別；Olswang 與 Bain（1991）認為治療有三種目標：（1）改變或消除兒童的基本缺陷，使成為正常的學習者，將來不需再治療；（2）改變兒童之異常情況，依其語言學上的基本缺陷，教其特別的語言行為，使該方面儘量正常化；（3）依兒童能力的限制，提供其補償性策略來學習語言及溝通技能。不管兒童最終能達到那個目標，筆者認為隨時增進兒童互動溝通的能力及社會化技巧，使兒童已有的能力能確實發揮、應用出來，與他人達到成功的溝通也是非常重要的目標。

二、治療角色

　　治療是一種廣泛而密集性的刺激，使兒童的語言能力得以進步，故有效的治療意味著兒童的進步比光靠身心成熟而進步為快速，治療師必須確實瞭解治療與成熟的交互面（interfaces），解釋兒童的進步是療效抑或是成熟所致。Gottlieb（1981）與 Aslin （1981）（見 Olswang & Bain，1991）指出經驗可改變自然成熟的歷程，即經驗－治療能改變行為，Gottlieb 提出三種經驗角色能改變行為的發展：

㈠促發（facilitation）

　　促發有促進發生之意，Gottlieb 認為促發性經驗能調節成熟，加速發展，增進行為能力等等；Olswang 等（1991）則認為在語言治療中，促發性的治療是「使系統運作」（got the system going），對一未發展或部分發展的行為有加速促進學習的效果，卻不能改變其最終能達到的程度。Whitehurst 研究小組（1991）研究兩歲多的語言發展遲緩兒童的進步情形，雖然治療組兒童表達性語彙較未治療組發展為快，但在五歲時兩組的語言能力並無顯著差異；Olswang et al. （1986）亦曾有過類似研究結果。既然最終結果相同，為何還要花心思早期治療促發語彙發展緩慢的兒童呢？Olswang 等（1991）認為有下列原因：（1）雖治療與否，兒童在表達性語彙呈相同結果，但其他未被研究的技

能，如後設語言（metalinguistic）技能，語言治療時能使
兒童瞭解字詞是由音組成的，對文字的學習很有關係，如讓
兒童自然而緩慢的發展語彙，便無法有效的發展該技能；
（2）早期治療能促進社會化技能、自尊心、及其他社會心
理之態度，避免發生心理問題；（3）及早有語言對促進親
子間的互動能力很重要；而且 Olswang 等認爲長期促發性
治療之療效評估，可能因評估工具與方法而受到限制，如
Whitehurst 等雖報告二組兒童在五歲時表現同樣的語彙能
力及流暢性，但其他較難評量的技巧如後設語言知覺力、介
系詞片語之使用等，可能有差異而未被指出。

㈡維持（maintenance）

　　維持就是將一已有的行爲保持下去，Gottlieb（見 Ol-
swang 與 Bain，1991）認爲維持也是維持一尙未成熟的系統
完整、進步、功能化，使達完全之發展，但只有在行爲已出
現時才能談保存，維持並不能創造行爲；對語障兒童而言較
不成問題，如無退化性疾病，若教導得當，便能學到新行爲
並維持下來。學得新的語言行爲及其基本的語言學規則，便
成爲另一階層語言行爲的根基，繼續往前進。

㈢引入（induction）

　　引入是將一行爲帶到較高的階層，Gottlieb 認爲引入可
定義爲使一能力開始出現並繼續發展所必須的特定經驗，有
沒有一特定經驗可決定另一個後來發展的行爲能否出現；當

成就水準需要一特定經驗爲特別的推動力（boost）時，便是引入。引入亦可看做是創造新行爲的出現，故經驗是行爲發生及繼續發展的要件，若欠缺該經驗，新行爲便不會出現。若治療能提供該經驗，便能使該能力出現並達到成熟，否則，便無法出現或達到最佳的能力水準。經驗可增加已存在行爲的再現，或啓動一新的行爲發生。對語障兒童而言，引入可能是治療以改變語言習得的一種途徑，但治療能使語言能力達到何種階層？何者爲最佳階層？帶到最佳的階層需多少、多久的治療呢？都仍是個未知數，也往往增加治療師在治療抉擇時之複雜性。

三、治療的方式

　　治療師在設計治療計劃時，必須決定以何種方式來促進兒童的溝通行爲，通常有兩種方式，即直接治療（direct therapy）和間接治療（indirect therapy）。

㈠直接治療

　　直接治療係以治療師爲主要責任者，計劃並執行治療工作改變兒童的行爲；通常治療師亦會與父母或其他專業人員合作設計治療計劃，決定家庭爲主或是臨床爲主，選擇治療場所、治療次數、個別或團體治療等等。

(二)間接治療

　　間接治療是治療師指導他人，通常是父母（或主要照顧者），做爲改變兒童行爲的主要責任者；提供間接治療時，治療師與父母合作設計治療計劃並依兒童之進步情形做修正，但由父母或其他人實際執行治療工作。治療師的角色是從旁協助他們治療，所以此種治療又稱諮詢式治療（consultative treatment），治療師採用各種策略使他們瞭解並樂於幫助兒童，包括供給知識訊息、指導、示範、協調、增強鼓勵等，當治療師認眞評判父母、老師、或日間照顧人才是改變兒童行爲的最恰當人選時，便可採用間接治療法。幼小兒童往往採用此法，因爲幼兒與父母或主要照顧者的相處時間最久，關係也最密切。

　　一般而言，當語言發展異常兒童須建立新行爲時，直接治療最爲恰當，而在兒童須要擴展或類化一語言及溝通行爲或使其更自動化時，可採用間接治療法，指導父母們知道如何架構環境刺激，讓兒童使用新近建立的行爲，在日常生活中活用出來；故直接治療與間接治療可以單獨或並行應用，使兒童得到最迅速、最有效的進展。

四、治療訓練內容

　　語言治療時應教兒童什麼？該採用什麼策略引導兒童學習呢？由前述治療原則可知，無任何適用於每位兒童的治療

寶典，應依兒童本身的特徵、興趣、及學習過程中的表現，有不同的目標與訓練重點，設計個別治療計劃。本文謹就整體性討論之，主要綜合 Piaget（1952，見 Strong，1983）的發展理論，Strong（1983）的認知治療計劃，Ruder，Bunce 與 Ruder（1984）的學齡前語言訓練計劃，及 Eisenson（1984）的認知功能訓練及語意語法訓練的原理與方法，強調認知與語言的關聯性，提出訓練之重點及方法（鍾玉梅、徐道昌，民75），訓練內容包括四方面：（1）認知能力，（2）語彙能力，（3）句法能力，（4）語用能力。

(一)認知能力

有關兒童語言發展的歷程中認知與語言的關係，爭議很多，早期 Piaget 的理論可說是整體對應（general homology）模式，認為認知與語言的獲得有甚強的平行性，但認知結構先於語言結構；但後期的 Piaget 理論經過修正，Bates 的理論主張語言與認知並無整體性關係，而是在不同的發展層面有特定的關聯性，稱之為部份對應（local homology）模式（見 Christenson，民78b；Thal，1991），有些人則強調某些認知能力是語言習得的先決條件，但非充分條件，語言須有定量的認知能力，但光有認知概念卻不足以發展整個的語言，二者實是相輔相成的（Williams，1984）。對語言發展異常兒童而言，不論偏向何種理論，認知能力的訓練，都是重要的一環。

幼兒從出生開始，碰觸、玩弄、注視週遭事物，從中漸

獲理解,發展出認知模式,把事與物關聯起來,將舊經驗應用到新逢事物上,發現不同時再設法修正,發展出新的認知模式,漸次發展了各項能力。而語言的發展,必須先經驗感覺動作的操作,當那些經驗內在化時,語言這種象徵性符號行為才能發展出來,即認知係由於感覺動作行為的內在化,語言是認知的一種象徵系統,所以必須有足夠的活動或遊戲經驗,由「行」而「知」之,促成象徵性思考的產生與應用(Piaget, 1952,見 Strong, 1983)。

　　認知訓練主要鼓勵兒童玩弄各類物品或玩具,多接觸各類環境刺激,以不同的角度來看事或物。在遊戲中敎兒童玩玩具,如丟球、推汽車走、餵娃娃吃或喝東西、替娃娃穿衣服、堆積木、玩玩具電話遊戲…,或讓其玩弄日常常用物品,表演用途等等,當兒童知道玩具玩法、或物品用途或使用法時,便可由簡入難,依兒童能力一一訓練各項認知概念(Ruder, Bunce, & Ruder, 1984),包括(1)相同物品配對,(2)相同圖物配對,(3)相似圖物配對,(4)揀選同類物品,(5)依物品功能分類,(6)依形狀、顏色、大小、質地歸類,(7)將不同類者挑出,(8)相關物品或圖片之配對,(9)順序概念等。

　　語言本身具順序性與時間性,不管語音、字、詞都有一定順序,關係著語言的理解與表達,順序不對即會發生溝通困難;生活環境也是如此,讓兒童知覺到環境的秩序與順序,並發展出語言的順序概念是相當重要的;順序概念的訓練項目又包括:(1)物品、積木、配合顏色、形狀等的順

序排列，（2）連續動作遊戲，如唱歌並做動作摸頭兒、肩膀、膝、腳、趾，（3）聽覺順序，如一重一輕之順序打鼓或拍手，（4）建立簡單聽覺記憶，如遵從簡單到複雜的指令，（5）視覺順序，如排列順序性圖卡或故事圖片，表演或依序敘述連續圖片內容等。

㈡語彙能力

　　兒童具語彙能力是指兒童能瞭解及用嘴巴說出象徵性符號，訓練時應考慮兒童的需求、興趣、及概念，選擇適當實用的語彙多予刺激，兒童由於發出口語而達到需求，可激發其瞭解語言的功用及說話的興趣，如要不要、有沒有、好不好、對不對…等是與否的問答之應用，便能使他人初步瞭解其需求與語言能力；家人稱呼如爸爸、媽媽、爺爺、奶奶或其他親近者，常用物品或玩具如積木、汽車、球、杯子、湯匙等，日常活動的動詞如吃飯、喝水、尿尿、睡覺等等，均可做為引導兒童說話的語彙，從單字、疊字、到雙字詞、三字詞，當語彙漸多時，再要求兒童能將語彙連結起來，如人－事、人－物、事－物的連接，進而三、四個語彙的句子，發展句法的概念，並瞭解或表達更複雜的意思。

㈢句法能力

　　當語彙不斷增加，兒童應該會選擇適當語彙連結成句，擴展語句的長度和複雜性，能將人、事、物的關係表達出來，進而增加修飾的語詞如形容詞、副詞、所有格、介詞

等。至於該教兒童那些句型，可參考正常兒童語言及認知發展的過程，由簡而繁的練習各種句型（Eisenson，1984；陳玫秀，民79），或可依語言樣本的句法分析配合兒童的語言需求，隨機加強訓練其不成熟的語言結構。

㈣語用能力

語用（use, pragmatics）是一九六○年代晚期始才漸受重視的語言要素（Launer & Lahey, 1981），研究個體如何利用語言與他人溝通，將溝通意圖適當的表達出來，達到溝通的目的。Halliday（1975）提出兒童早期的語言便含有七種功能，具（1）工具性（instrumental）：用語言來達到物質需求，（2）操縱性（regulatory）：用語言來操縱他人行為，如「媽媽來」，（3）互動性（interactional）：用語言來與他人建立或維持關係，如叫人或打招呼，（4）啓發性（heuristic）：用語言去學習或發現新知識，如「這是什麼？」，（5）個人性（personal）：用語言表達自己個人的想法，（6）想像性（imaginative）：用語言來玩假扮的遊戲，如扮家家酒，（7）傳訊性（informative）：用語言提供訊息給他人知曉等。

語用技巧的訓練項目有哪些呢？Creaghead, Margulies 與 Ralph（1980）及許洪坤（民76）提出兒童在交談對話中的口語或非口語溝通行為包括了：（1）招呼，（2）要求，（3）抗議，（4）註解或批評，（5）喚人注意，（6）預告結束，（7）結束等；Creaghead 等並說明要維持妥善的溝

通須做到：（1）注意對方，（2）應要求做反應，（3）主動發言，（4）輪流發言，（5）打開話題，（6）維持話題，（7）改變話題，（8）回答問題，（9）表不瞭解對方意思，（10）提供對方適當話題，（11）依序提供訊息，（12）組合話題並順序表達出來等，利用果醬測驗（Peanut－Butter Test）能簡要觀察兒童的語用技巧或訓練之。

五、治療訓練方法

兒童的語言治療訓練有四個基本原則：（1）適當控制兒童行為，維持其注意力，（2）將物品或圖卡放在兒童看得到並容易取得的地方，（3）在兒童疲倦或厭煩之前即停止該項練習，或改做不同性質之活動，（4）選擇兒童感興趣的教材或活動。每次治療都包含了認知概念、聽能理解、及口語表達的訓練。

㈠認知能力

認知訓練的內容如前所述，訓練時要觀察兒童的反應，不會的先予示範，並依其程度予以口語或手勢的提示，用不同教材反覆練習該概念，直至不須協助而能正確反應為止，並配合其活動能夠同時訓練聽與說的能力。

㈡聽能理解

訓練理解力時，常使用的方法包括：

1. 用手指一指物品（或圖卡）：依兒童的程度增加複雜度，如將物品數量增多，或要求兒童聽指令多指幾樣物品。
2. 做動作：要求兒童依指令做動作，如「拍拍手」，或較複雜的「把杯子拿到桌上再把鉛筆拿過來」。
3. 重述（repeat）問題：要求兒童於行動前照著老師的話說一遍，有助理解，但不要求完全正確的重述。
4. 提示（prompt）：兒童似懂非懂或有不完全的反應時，可多予手勢或口語提示，助其瞭解並樂於反應。

㈢口語表達

　　對完全無口語的兒童，認知概念及聽能理解是主要的訓練目標，可在訓練過程中，視兒童的興趣與動機，要求他做簡單的反應，如點頭或舉手以表示同意而得到兒童的需求（如吃東西、玩玩具），進而鼓勵兒童同時發出聲音才能達到需求，只要兒童有聲音出現，即使含混不清都要予以鼓勵，避免改正或責罰，以提高其用口說話的興趣與信心。當兒童能試圖重述或模仿治療師的話語時，便可正式利用下列方法加強口語表達能力：

1. 口語重述（repetition）：要求兒童跟著說一遍，無須完全正確的重述。
2. 模仿（imitation）：要求兒童注意治療師口形再說出來，可使兒童注意該語句的說法，並使構音較接近正確。

3. 提示（prompt）：利用手勢或口語提醒兒童說出目標語詞或句子，如做刷牙的手勢或說「刷－－」、「用牙刷刷－－」以引導其說出「刷牙」，即利用手勢表演或口語來配合及補充口語的問答。

4. 利用試探性問題（probe question）：當兒童能由上述說出一些話時，可利用試探性問題要兒童多做練習，以使新的語彙、句型、或應用法能得到類化，進而穩固下來。如想練習所有格及人稱代名詞的概念與句型，可以變換物品名稱及所有人的問句「這是誰的××？」，引發兒童回答「（你、我、他）的××。」，像中度智障的小安在訓練此種句法時，治療師在每個治療時段裡（每週治療一小時），均把握機會予以此類問句，小安回答不完整時，則應用重述、模仿、提示之技巧反覆練習不同內容但同句型之回答，盡責的媽媽在家也不忘隨機加強之，一個半月後媽媽高興的說小安在家看到牙刷會主動分別指著不同牙刷說「爸爸的牙刷，妹妹的牙刷，我的牙刷」，母親的喜悅盡露無遺。

5. 要求兒童自發性反應：當估計兒童已有某能力時，盡量要求其能不經提示便說出來，增加其獨立發言的機會及信心。

6. 描述圖片、系列圖片、編述故事、或重述故事等：當兒童有能力主動發言或回答問題時，可由簡而難要其描述所見、所聞的東西，配合上述的方法，增進兒童

的表達能力。

語言發展異常之兒童在剛開始說話時，雖往往語音不清晰，甚至有構音異常的情形，應避免直接糾正其構音，以免失去說話的興趣與信心，待兒童的語言能力相當穩定進展後，再予以正式的構音治療。

理解與表達是認知能力不錯的兒童的治療重點，何者應先訓練仍有爭議，是要先能理解某些語彙、句型，才能說出來呢？還是先練習說某些語彙、句型，以幫助理解呢？在兒童發展的過程中，「先說再懂」或「先懂再說」兩種情況都有可能（見 Duun, 1986），語障兒童的理解技巧往往優於表達技巧（見 McCormick, 1990），其實二者可配合進行，同時引發兩種反應，如治療師說「那一個是××？」，當兒童指對時，治療師拿起來再問「這是什麼呢？」，讓兒童回答或仿說「××」，也可用不同的順序先告訴兒童「這是××」，「你說××」，要兒童仿說後再問他「××在那裡？」，要其指出或拿起來。重要的是，要時時觀察評量兒童到底對目前進行的項目瞭解多少，因為兒童的理解程度，關係著訓練方法的變化（McCormick, 1990）。

五、治療師對兒童反應的處理方法

治療師運用技巧引發兒童有適當的反應，對於兒童的反應，治療師也須有適當的處理技巧，才能有效促進兒童的能力及學習的動機；處理技巧包括：（1）示範與提示，（2）

擴展（expansion）與延伸（extension），（3）註解（explanation），（4）增強（reinforcement）與鼓勵（encouragement），（5）治療師的自我檢討。（Strong, 1983； Ruder et al., 1984； Van Riper & Emerick, 1990）。

(一)示範與提示

　　兒童若缺乏反應或反應不當時，應予以示範，讓其更清楚目前的活動，而在下個反應中達到治療師的要求。若兒童仍猶豫不決或反應不正確，可予以口語或手勢的提示，降低困難度，提高反應的正確率，維持該項訓練之興趣；若多次示範提示均不會時，則可改變刺激項目，再次練習同類型的反應，以減輕雙方的挫折感，並增加兒童的理解及學習興趣。

(二)擴展與延伸

　　擴展是在兒童發言的同時，予以更精熟的語言回應，但保留了兒童發言的主要內容與詞序，如兒童說：「睡覺」，治療師可說「對，妹妹睡覺。」，兒童往往會自然而然的部份或完整的重述治療師的話，亦可順勢或要求他試著模仿說一遍，擴展亦即治療師重述兒童的意思，並將兒童不足的話語補起來；擴展的同時，治療師亦可就兒童說的主題增加意見延伸之，如前例，治療師可說「對，妹妹累了。」，二者除予兒童的口語適當的贊同感外，兒童能注意到二句話的關

聯，便可有效的增進其能力。

(三)說明

當兒童正在進行一活動的同時，治療師可時時予以相關的說明，如兒童在玩玩具，問之「你在做什麼？」，兒童答「車車」，可予以擴展說「對，你在玩車車。」進而說「車車跑得好快，很好玩對不對？」，對尚無口語的兒童亦可常常從旁解釋他目前正進行的事情，使其理解語言的用途。研究顯示兒童的行為若常得到他人的說明，能增進語言的表現（Strong, 1983），因為治療師或其他成人提供了較多且較成熟的語言刺激予以遵循。

(四)增強與鼓勵

增強與鼓勵是任何學習都不可少的萬靈丹，使兒童樂於學習、勤於學習，增強鼓勵兒童的行為大致分兩種方式：（1）物質性：兒童的反應能得到物質上的獎勵，如吃東西、玩玩具、得到貼紙等等，（2）精神性：兒童的反應能得到精神上的獎勵，如口頭的稱讚，或大人愉悅的表情。視兒童的個性喜好，選擇適當的獎勵方式，當然二者可同時應用。不過，在治療中應避免使用過份吸引兒童的玩具或食物當增強物，反易造成干擾而中斷治療過程，但相同之增強物如能在治療結束時才呈現，則可能有良好效果。所以增強之選擇、呈現方式、及呈現時間均應先有周全的考量。

(五)治療師的自我檢討

　　每個治療結束，治療師要檢討治療過程的得失，以利於下次治療方案的設計。當嘗試各種方法兒童均無法合作或進步時，或兒童突然在語言或學習態度有改變時，治療師應與父母討論，並檢討自己所採用的教材及方法是否不適用於該兒童，儘早改變治療方案，使兒童得到最大的幫助。筆者曾有一最明顯的例子：小鈞是個有自閉傾向及構音異常的男孩，因父母親忙碌而由熱心的幼稚園老師帶來治療，筆者請老師至治療室觀察，老師擔心小鈞的行為，要求留在治療室仔細觀察記錄，以便在學校以同樣方式指導之；筆者同意其做法，但小鈞每次練習約五分鐘後就開始賴著老師不反應，或在治療室走來走去，經過數次，筆者重新檢討改變治療情境，請老師在觀察室觀察，小鈞在一對一、面對面的情境，加上其最有興趣的字卡（小鈞對字很有興趣，識得相當多的字。）當鼓勵（說對時才可將卡片翻過來看字。），結果小鈞的學習態度完全改觀，構音問題很快達到正常，其他的語言問題雖花了很長的時間，但他一直都很認真的學習，不再有剛開始的情況。

六、增進互動溝通技能之方法

　　語言治療促進兒童認知、理解、與表達能力，最重要則是要兒童成為有效的溝通者，有些兒童往往在治療室學得的

語言行爲，卻未能類化到其他的場合，無法將其已具備的潛能付諸實現，實爲可惜，如能建立其互動溝通的技巧，養成良好的溝通習慣，則所學得的語言能力能經由互動溝通而更穩固成長，達到學以致用的目標。

　　促進互動溝通能力，光靠語言治療並不夠，須兒童周圍所有人的幫助，尤其家人、老師佔十分重要的地位，所以治療師應與家長、老師、及其他相關人員合作，共同計劃及執行治療目標，一般原則及策略（ Rieke，1984； Ruder et al.,1984； 鍾玉梅，民78）如下：

1. 詳細記錄分析兒童日常之作息、喜惡、與能力，能瞭解其在何時何地可能會有某些常規活動與反應，則他人有計劃的說話及行動，便可影響其反應，或引出預期的行爲。

2. 安排兒童在較自然的情境中，使用已學得的語句；例如兒童在個別治療中學到的詞彙，可安排在學校活動中、或家中練習，甚至自然應用出來。

3. 隨時注意兒童，取得兒童的注意再說話；常與兒童保持眼神之接觸、微笑、並等待其開始溝通；如可將物品置兒童手不可及之處，指導兒童表達需求，當兒童出現口語或非口語的溝通行爲時，立即予以回應，同時可問簡單問題（如：你是不是要拿汽車？）或說明之（如：安安拿到汽車了。），可將其行爲讓其他兒童知道並分享之。

4. 與兒童談此時此地之事，問兒童有意義的問題，兒童

較能意會而維繫溝通行為，並容許停頓時間，讓兒童有模仿或思索的機會。

5. 時時自然的給予兒童說明、描述、並常以不同的方式示範新的語彙或詞句，偶要求兒童模仿練習之。

6. 兒童使用新的語彙或詞句時，應予以鼓勵嘉許，並可適當地擴展之，使能進步到較高的語言階層。當兒童已有某能力而未發揮出來時，可要求兒童的語言達到適當的標準。

7. 兒童以非口語行為溝通時，亦要立即給予反應，並用詞句來說明解釋之，使其瞭解語言溝通並樂於溝通。

8. 多利用系列性圖片輪流看圖說話、重述故事，故事接龍、及角色扮演等活動，練習眼神接觸、輪流發言、回答、說明、維持話題等技巧。

9. 以鼓勵代替矯正。前述良好的語言模範、示範、提示、及擴展語言等，均是老師、家長應常用來鼓勵互動溝通，又能促進語言學習機會的好方法。

總之，語言發展異常兒童之治療非一朝一夕，亦非一人能獨立協助其達到目標之事，應有團隊合作的概念，並以認知、溝通、及語言並重，使兒童能有良好的互動溝通習慣，漸漸增進語言的目標，當語言進步又更能促進溝通的技巧，依序漸進，才能使治療更具效果。

七、預後

　　早期語言發展異常兒童之預後如何呢？Silva（1987）指出這類兒童將來較可能呈現低智能及閱讀困難，且發生行為問題及精神疾病的概率較高。有些短期追蹤性研究發現許多語言發展異常兒童在五、六歲時可達到正常的程度，但長期性追蹤研究並不如此樂觀，約有28％～75％仍有殘餘的語言問題，而且52％～95％兒童出現閱讀方面的問題（Scarborough & Dobrich, 1990）；Catts（1991）的研究發現學齡前有語意－語法困難的兒童發生閱讀障礙的比率較高（達61％）。學前異常程度較輕微且問題較特定者（如純構音異常），較不會有持續性的語言或閱讀障礙，但仍有五歲左右似乎達到正常程度，而在後來出現語言困難或閱讀障礙者（見 Scarborough & Dobrich, 1990）。Scarborough 與 Dobrich（1990）長期追蹤研究四個早期在語法、音韻、及語彙上有嚴重問題而在神經學上、智力、聽力均正常的兒童，從他們兩歲左右開始追蹤到二年級，發現他們的語言異常漸趨輕微，而在五歲時趨近正常，但在二年級再追蹤評估時，則發現四個兒童中有三個出現嚴重的閱讀障礙。雖然學前階段有語言異常而在學齡階段出現閱讀困難的百分率因研究者及評量方法不同而有別，但也有許多閱讀障礙的兒童往往在構詞上及句法上的使用與理解、或在敘事表達（narrative production）、或在理解比喻性（figurative）語言等方面呈

現困難（Catts, 1991）；語言障礙與閱讀障礙的因果關係實相當複雜。

　　早期語言發展異常是將來發生閱讀、書寫、及學習障礙的危險因素之一，而那些因素能預測將來呢？除了智能、聽力、中樞神經系統功能、及情緒等相關障礙是否合併出現及嚴重程度對預後有影響力外，Tallal, Curtiss 與 Kaplan（1989）及 Wilson 與 Risucci（1988）均指出學前語言能力，尤其是接受性語言（receptive language）的好壞，是將來學業成就優劣的可靠預測因子；Magnusson 與 Naucler（1990）則指出兒童的音韻知覺力（phonological aware-ness），即瞭解語言之語音結構的能力，相當能預測閱讀能力及學業成就的好壞（見 Catts, 1991）。在國內由於語言系統的不同，是否會有相同的結論呢？除了智障、聽障學生的語文能力研究（如前述）較多外，其他的論文相當缺乏，筆者也曾有智能、聽力、神經學上均正常而語言發展異常的個案，在學齡階段也出現閱讀理解及書寫方面的錯誤；但有關語言發展異常兒童整體的預後概念，仍有待研究發展。

參考文獻

毛連塭（民66年）。智能不足兒童的語言缺陷及矯正。**國民中學益智班教師手冊第一輯**。國立台灣教育學院特殊教育系（主編）。台灣省政府教育廳印行。

吳武典、張正芬（民73年）。**國語文能力測驗指導手冊**。國立台灣師範大學特殊教育中心。

吳咨杏、李淑娥、鍾玉梅（民81年）。**台灣地區各類語言障礙評估工具之調查與探討**。行政院衛生署八十一年度復健醫療服務研究計劃。

林寶貴（民73年）。我國四歲至十五歲兒童語言障礙出現率調查研究。**特殊教育**，第12期。10－13。

林寶貴（民74年）。智能不足兒童語言障礙與構音能力之研究。**特殊教育**，第16期。11－15。

林寶貴（民75年）。**語言功能臨床評量篩選測驗**。國立台灣教育學院特殊教育系印行。

林寶貴、教育部第二次全國特殊兒童普查語言障礙研究小組（民80年）。**語言障礙評量表**。國立台灣師範大學特殊教育研究所。

林寶貴（民76年）。聽覺障礙學生國語文能力之研究。**國立台灣教育學院學報**，第12期。1－27。

林寶貴（民81年）。**語言障礙兒童輔導手冊**。國立台灣師範

大學特殊教育研究所（主編）。教育部第二次全國特殊
　　兒童普查工作執行小組。

林寶貴、林美秀（民82年）。**學前兒童語言障礙評量表指導
　　手冊**。國立台灣師範大學特殊教育研究所編印。

陸莉（民77年）。**修訂畢保德圖畫詞彙測驗**。國立台北師範
　　學院。

張杏如、譚合令、周雪惠、王天苗（民80年）。學前兒童學
　　習能力測驗第二次修訂及其相關研究。**特殊教育研究學
　　刊，第7期**。43－66。

張正芬、鍾玉梅（民75年）。學前兒童語言量表之修訂及其
　　相關研究。**特殊教育研究學刊，第2期**。37－52。

張正芬（民76年）。輕度智能不足學生語文能力之研究。**特
　　殊教育研究學刊，第3期**。49－66。

張蓓莉（民76年）。回歸主流聽覺障礙學生語言能力之研
　　究。**特殊教育研究學刊，第3期**。119－134。

張蓓莉（民78年）。聽覺障礙學生之語言能力研究。**特殊教
　　育研究學刊，第5期**。165－204。

張蓓莉（民80年）。**特殊學生評量工具彙編**。國立台灣師範
　　大學特殊教育中心。

許洪坤（民76年）。*A Study of the Various Stages of
　　Development and Acquisition of Mandarin Chi-
　　nese by Children in Chinese Milieu*. Fu Jen
　　Catholic University, College of Foreign Languages.

陳怡佐（民79年）。學前聽覺障礙兒童語彙理解能力與有關

因素之研究。國立彰化師範大學特殊教育系暨研究所，
特殊教育學報，第5期。255。

陳玫秀（民79年）。學前兒童國語句型結構之分析研究。國
立彰化師範大學特殊教育研究所碩士論文。

陳淑美（民62年）。學前兒童家庭社會經濟水準與語言模仿
與理解能力的關係。教育心理學報，第6期。113－
120。

楊國樞、楊有維、蕭育汾（民63年）。學前與國小兒童口頭
語言之發展及其相關因素。見楊國樞、張春興編著：中
國兒童行為的發展，143－238。環宇書局。

語言障礙研究小組（民78年）。語言障礙學生鑑定方式、鑑
定標準及就學輔導規劃之研究報告。特殊教育叢書第77
輯，國立彰化師範大學特殊教育學系。

劉麗容（民81年a）。*Language Assessment：Guide-
lines and Procedures*. In 兒童語言發展與異常之探
討，八十一年度聽語人員在職進修講義（pp.35－
54）。中華民國聽語學會印行。

劉麗容（民81年b）。*Language Intervention：Issues
and Procedures*. In 兒童語言發展與異常之探討，八
十一年度聽語人員在職進修講義（pp.57－70）。中華
民國聽語學會印行。

鍾玉梅（民78年）。智能不足兒童之語言異常與治療。聽語
會刊，第6期。54－57。

鍾玉梅、徐道昌（民72年）。學齡前兒童語言發展相關因素

之研究。中華醫誌，31, 273－280。

鍾玉梅、徐道昌（民75年）。語言發展遲緩兒童之治療－附個案報告。復健醫學雜誌，第14期。83－91。

鍾玉梅、徐道昌（民80年）。學前兒童語言量表之臨床應用。聽語會刊，第7期。2－7。

American Speech － Language － Hearing Association （1982）. Definitions：Communicative Disorders and Variations. *A.S.H.A.*, 24, 949－950.

Aslin, R.（1981）. Effects of Experience in Sensory and Perceptual Development：Implication for Infant Cognition. Paper Presented at a conference entitled *Neonate and Infant Cognition*：*Learning and Development*. Rockefeller University, New York.

Bishop, D. & Rosenbloom, L.（1987）. Childhood Language Disorders：Classification and Overview. In Yule, W. & Rutter, M.（Eds.）, *Language Development and Disorders*（pp.16 － 41）. Philadelphia：Blackwell Scientific Publication, Ltd.

Bloom, L. & Lahey, M.（1978）. *Language Development and Language Disorders*. N.Y.：John Wiley & Sons.

Catts, H.W.（1991）. Early Identification of Reading Disabilities. *Topics in Language Disorders*, 12（1）, 1－16.

Creaghead, N., Margulies, C., & Ralph, T. （1980）. E-valuation and Remediation of Pragmatic Skills with Low Functioning Children – Mini seminar, *A.S.H.A.* Annual Convention, Michigan.

Christenson, K. （民78a）。Normal Language Acquisition. In 溝通與語言障礙研討會專輯（pp.83 – 115）。台北市立師院特殊教育中心印行。

Christenson, K. （民78b）。Thinking about Thinking. In 溝通與語言障礙研討會專輯（pp.56 – 82）。台北市立師院特殊教育中心印行。

Daves, N.H. （1980）. Developmental Disorders of Language. In Van Hattum, R.J. （Ed.）, *Communication Disorders – An Introduction* （pp.299 – 336）. N.Y.：Macmillan Publishing Co., Inc.

Duun, A.O. （1986）. A Comprehensive Model for Speech Development in Hearing – Impaired Children. *Topics in Language Disorders*, 6（3）, 25 – 46.

Eisenson, J. （1984）. *Aphasia and Related Disorders in Children*. 2nd ed. N.Y.：Harper & Row Publishers.

Gottlieb, G. （1981）. Roles of Early Experience in Species – Specific Perceptual Development. *Development of Perception*. Vol. 1, N.Y.：Academic Press.

Halliday, M.A.K. （1975）. Learning How to Mean – Explorations in the Development of Language. In E. Lenneberg & E. Lenneberg (Eds.) , *Foundations of Language Development*, Vol. 1, (pp.17－32) . N.Y.：Academic Press.

Hurlock, E.D. (1972) . Speech Development. In E.D. Hurlock (Ed) , *Child Development*, 5th ed. (pp.155－175) . N.Y.：McGraw－Hill.

Kolvin, I. & Fundudis, T. (1981) . Elective Mute Children：*Psychological Development and Background Factors. J. of Child Psychology & Psychiatry*, 22, 219－232.

Launer, P.B. & Lahey, M. (1981) . Passages：From the Fifties to the Eighties in Language Assessment. *Topics in Language Disorders*, June, 11－26.

Lefevre, A.B. (1975) . Language Development in Malnourished Children. In E. Lenneberg & E. Lenneberg (Eds.) , *Foundations of Language Development*, Vol. 2, N.Y.：Academic Press.

MacKeith, R.C., & Rutter, M. (1972) . A Note on the Prevalence of Speech and Language Disorders. In M. Rutter, & J.A.M. Martin (Eds.) , *The Child with Delayed Speech* (pp.48－51) . Philadelphia： Lippincott.

Magnusson, E., & Naucler, K. (1990) . Reading and

Spelling in Language – Disordered Children – – Linguistic and Metalinguistic Prerequisites ： Report on a Longitudinal Study. *Clinical Linguistics and Phonetics*, 4, 49 – 61.

McCormick, L. （ 1990 ）. Developing Objectives. In L. McCormick & R.L. Schiefelbusch （ Eds. ）, *Early Language Intervention – An Introduction*. 2nd ed. （ pp.181 – 214 ）. N.Y. ： Macmillan Company.

McCormick, L., & Schiefelbusch, R.L. （ 1984 ）. An Introduction to Language Intervention, In L. McCormick & R.L. （ Eds. ）, *Early Language Intervention – An Introduction*. 1st ed. （ pp.1 – 34 ）. Columbus ： C.E. Merrill Publishing Company.

McGrady. H. （ 1968 ）. Language Pathology and Learning Disabilities. In H.R. Myklebust, （ Ed. ）, *Progress in Learning Disabilities,* Vol. 1. （ pp.199 – 233 ）. N.Y. ： Grune & Stratton.

Menyuk, P. （ 1972 ）. *The Development of Speech.* N.Y. ： Bobbs – Merrill.

Miller, J. （ 1981 ）. *Assessing Language Production in Children ： Experimental Procedures.* Baltimore ： University Park Press.

Moores, D. （ 1972 ）. Language Disbailities of Hearing – Impaired Children. In J. v. Irvin & M. Marge （ Eds. ）,

Principles of Childhood Language Disabilities.
(pp.159 – 184) . N.Y.： Appleton – Century – Crofts.

Moorhead, P.S., Mellman. W.J., & Wenar, C. (1961) . A Familial Chromosome Translocation Associated with Speech and Mental Retardation. *American J. of Human Genetics*, 13, 32 – 46.

Myklebust, H.R. (1964) . *The Psychology of Deafness.* N.Y.： Grune & Stratton.

Nicolosi, L., Harryman, E., & Kresheck, J. (1983) . *Terminology of Communication Disorders, Speech – Language – Hearing.* Baltimore： Williams & Wilkins.

Northern, J.L. & Downs, M.P. (1974) . *Hearing in Children.* Baltimore： Williams & Wilkins Co.

Olswang, L.B. & Bain, B.A. (1991) . Intervention Issues for Toddlers With Specific Language Impairments. *Topics in Language Disorders.*, 11 (4), 69 – 86.

Presnell, L.M. (1973) . Hearing Impaired Children's Comprehension and Production of Syntax in Oral Language. *J.S.H.R.*, 16, 12 – 21.

Provence, S. & Lipton, R.C. (1967) . Infants in Institution： *A Comparison of Their Development With Family – Reared Infants During the First Year of*

Life. N.Y.： International University Press.

Richard, N.B. & Schiefelbusch, R.L. （ 1990 ）. Assess-
ment. In L. McCormick & R.L. Schiefelbusch（ Eds. ）,
Early Language Intervention － An Introduction.
2nd ed. （ pp.109－141 ）. N.Y.： Macmillan Compa-
ny.

Rieke, J.A. （ 1984 ）. Preschool Intervention Strategies：
the Communication Base. ***Topics in Language Disor-***
ders, 4 (4), 41－57.

Ross, A.O. （ 1980 ）. ***Psychological Disorders of Chil-***
dren. 2nd ed. N.Y.： McGraw－Hill.

Ruder, K.F., Bunce, B.H., & Ruder, C.C. （ 1984 ）.
Language Intervention in a Preschool Classroom
Setting. In L. McCormick & R.L. Schiefelbusch
（ Eds. ）, ***Early Language Intervention － An In-***
troduction. （ pp.267 － 298 ）. Columbus： C.E.
Merrill Publishing Company.

Scarborough, H.S. & Dobrich, W. （ 1990 ）. Develop-
ment of Children With Early Language Delay. ***J.***
Speech and Hearing Research, 33, 70－86.

Schiefelbusch, R. （ 1972 ）. Language Disabilities of Cogni-
tively Involved Children. In J.V. Irvin & M. Marge,
（ Eds. ）, ***Principles of Childhood Language Dis-***
abilities. （ pp.209－234 ）. N.Y.： Appleton － Cen-

tury – Crofts.

Silva, P.A. （1987）. Epidemiology, Longitudinal Course and Some Associated Factors： An Update. In Yule, W. & Rutter, M. （Eds）, *Language Development and Disorders* （pp.1 – 15）. Philadelphia： Blackwell Scientific Publication, Ltd.

Strong, J. （1983）. *Language Facilitation – A Complete Cognitive Therapy Program*. Baltimore： University Park Press.

Tallal, P., Curtiss, S., & Kaplan, R. （1989）. *The San Diego Longitudinal Study： Evaluation the Outcomes of Preschool Impairment in Language Development. Final Report*. National Institute of Neurological and Communicative Disorders and Stroke.

Telford, C. & Sawrey, J. （1967）. *The Exceptional Individual： Psychological and Educational Aspects*. Englewood Cliffs, N.J.： Prentice – Hall, Inc.

Thal, D.J. （1991）. Language and Cognition in Normal and Late – Talking Toddlers. *Topics in Language Disorders*, 11（4）, 33 – 42.

Van Riper, C.V. & Emerick, F.F. （1990）. *Speech Correction.* 8th ed. Englewood Cliffs, N.J.： Prentice – hall.

Whitehurst, G. J., Fischel, J. E., Lanigan, C.J., Valdez

- Menchaca, M.C., Arnold, D.S., & Smith, M. (1991). Treatment of Early Expressive Language Delay : If, When, and How. *Topics in Language Disorders*, 11 (4), 55 - 68.

Williams, F.A. (1984). The Development Relationship between Cognition and Communication : Implications for Assessment. *Topics in Language Disorders.* Dec., 1 - 13.

Wilson, B. & Risucci, D. (1988). The Early Identification of Developmental Language Disorders and the Prediction of the Acquisition of Reading Skills. In R. Masland & M. Masland (Eds.), *Preschool Prevention of Reading Failure*. Parkton, MD : York.

Wohlner. L.R. & Koenigsknecht, R.A. (1975). Syntactic Development in Normal - Hearing and Hard - of - Hearing Children from Four to Seven Years of Age. Paper presented at the 1975 Annual Convention of the *A.S.H.A.*, Washington, D.C.

Wong, V., Lee, P.W.H., Lieh - Mak, F., & Yeung, C.Y. (1992). Language Screening in Preschool Chinese Children. *European J. of Disorders of Communication*, 27, 247 - 264.

Wood, M.L. (1982). *Language Disorders in School - Age Children*. Englewood Cliffs, N.J. : Prentice

– Hall.

Wright, H.L. (1968). A Clinical Study of Children Who Refuse to Talk at School. *J. of the American Academy of Child Psychiatry*, 7, 603 – 617.

Yoder, D.E. & Miller, J.F. (1972). "What We may Know and What We can Do?" In J.E. McLean, D.E. Yoder, & R. Schiefebusch (Eds.) *Language Intervention with the Retarded : Developing Strategies*. Baltimore : University Park Press.

Zimmerman, I.L., Steiner, V., & Evatt (Pond) R.L. (1979). *Preschool Language Scale*. Columbus, Ohio : Charles E. Merrill.

附錄

修訂畢保德圖畫詞彙測驗

編修者：陸莉

出版日期：77年6月

出版單位：國立台北師範學院

　　修訂畢保德圖畫字彙測驗係根據1981年畢保德圖畫字彙測驗修訂版（Peabody Picture Vocabulary Test – Revised）修訂而成。全量表修訂後，甲、乙兩式各有125頁圖畫詞彙題目，主要在評量兒童聽覺詞彙的接受能力，適用於三足歲至十二足歲的兒童，測驗所需時間每式平均8至12分鐘。標準化樣本取自台灣地區包括三歲至十二歲兒童886人（男454人，女432人）。根據測驗結果，建立各年齡組標準分數及百分等級常模。

　　測驗能在短期間內篩選評量普通及特殊兒童之聽覺詞彙接受能力，頗為有效，再者因測驗結果與魏氏兒童智力量表之間有顯著相關，故可作為鑑定智能不足兒童之初步智力鑑定工具。

語言障礙評量表

編修者：林寶貴、語言障礙研究小組

出版日期：80年3月

出版單位：國立台灣師範大學特殊教育研究所

測驗目的：評量國小、國中學齡階段兒童、學生之口語理解
　　　　　能力、表達能力及構音、聲音、語暢情形，以進
　　　　　一步確定學生是否具有溝通上的困難或障礙，並
　　　　　做爲教師篩選語言障礙兒童之工具。

常模對照：本量表建有台灣地區五至十五歲各年齡組兒童
　　　　　正、異常之原始分數及百分等級常模對照表。

測驗結果之應用：

1. 各縣市特殊學生鑑定就學輔導委員會，各幼稚園大
班、國小、國中、特殊教育學校（班）教師、教養
機構保育老師、各醫院語言治療師、語障班資源教
師等，若發現兒童有疑似語言障礙時，可實施本測
驗，以做爲就醫、就學、教育安置建議的重要依
據。

2. 提供語言治療師、語障班資源教師、語言訓練人員等
瞭解兒童語言發展狀況與語言缺陷所在，據以擬定語
言矯正或語言發展與訓練方案，語文補救教學方案之
參考。

學前兒童語言發展量表

編修者：張正芬、鍾玉梅

出版日期：75年

出版單位：國立台灣師範大學特殊教育中心

　　學前兒童語言發展量表（PLS－C）係修訂 Preschool Language Scale （PLS）（ Zimmerman，Steiner，& Evatt （ Pond），1979 ）而成，全量表由聽覺理解與口語表達二分測驗所構成，爲評量二足歲至五歲十一個月兒童語言能力之個別化測驗。測驗時間約30分鐘，標準化樣本取自台北地區二歲至六歲六個月之兒童計363名（ 男175名，女188名 ），根據測驗結果，建立百分等級、T 分數及年齡分數三種常模。本量表重測信度爲.95，以哥倫比亞心理成熟量表爲效標之同時效度爲.60。標準化樣本所作變異數分析結果，顯示男女生無顯著差異，年齡間除五歲組與六歲組間無顯著差異外，其它各組皆達.05顯著水準。

　　PLS－C 臨床應用於多種類型之個案，得之結論如下：

㈠各類語障兒童均可使用 PLS－C 測驗，參考常模分數評估語言能力。

㈡純構音異常兒童之 PLS－C 結果，常見聽覺理解正常而口語表達較差之現象。

㈢PLS－C 可做爲長期治療兒童之進步參考指標。

㈣PLS－C測試年幼兒童時較為困難，須先建立良好關係再施測，並配合語言樣本評估之。

國語文能力測驗

編修者：吳武典、張正芬

出版日期：73年1月

出版單位：國立台灣師範大學特殊教育中心

測驗目的：評量受試者的國語文綜合學習能力，並診斷其國
　　　　　語文學習困難之處

測驗來源：自編

適用類別：智障、視障、肢障、學障、語障、情障、資優

適用內容：共八個分測驗：1.聽覺記憶　2.聽覺理解　3.注
　　　　　音　4.閱讀理解　5.字形義辨別　6.選詞　7.語
　　　　　法　8.修辭

施測方式：語文

答題方式：語文、圖示

主要用途：協助瞭解受試者之國語文綜合能力和其國語文學
　　　　　習之優點和弱點，作爲鑑定國語文缺陷型學障
　　　　　生、安置特殊學生、或診斷教學之參考資料。

名詞索引

A

American Speech – Language – Hearing Association
美國言語、語言及聽力學會　82, 83

amplifier　擴大器　8

amplitude　振幅　4

amplitude response　振幅反應　11

amplitade spectram　振幅頻譜　18

anomia　命名失語症　275

ansa hypoglossi – RLN anastomosis　舌下返喉神經
接合術　180

ansa hypoglossi – SLN anastomosis　舌下上喉神經
接合術　180

anterior commissure　前聯合　142

aortic arch　主動脈弓　145

aperiodic wave　非週期波　6

aphasiology　失語症學　83

applied behavior analysis　應用行為分析　129

artificial larynx　人工喉頭　183

arytenoid adduction　杓狀軟骨閉合術　179

arytenoid cartilage　杓狀軟骨　142

arytenoidectomy　杓狀軟骨切除術　179

arytenoidopexy　杓狀軟骨固定術　179

ataxia　失調　181

audiometer　聽力檢查器　83

augmentative communication　輔助溝通法　85

aural rehabilitation　聽力復健　84

average man　平均人　127

B

babbling　嬰兒兒語　220

bandwidth　頻寬　14

band－pass filter　帶通濾波器　12

basilar membrance　基底膜　10

Bell Laboratories　貝爾實驗室　83

Bernoulli effect　伯路力效應　145

Blom－Singer valve　幸保式發聲瓣　183

body　軀體　143

body－cover theory　體膜理論　143

boost　推動力　287

Boston Diagnostic Aphasia Examination　波士頓失語
　　診斷測斷　83

botulinum toxin injection　注射臘腸菌毒素　180

brain stem　腦幹　144

breathiness　氣息聲　149

C

case study　個案研究　125～135

cerebral dominance　大腦之優勢　210, 218

Certificate of Clinical Competence　臨床能力證明　81

childhood schizophrenia　兒童期精神分裂症　270

chronic laryngitis　慢性聲帶炎　167

clinical doctorate　臨床博士學位　81

clinical science　臨床科學　120

D

dampling　散發　25

dB　分貝　5

defectologist　矯正專家　86

deixis　指稱詞　277

delayed auditory feedback　聽覺延宕回饋　206, 209

developmental language disorder　發展性語言異常　264

diaphram　橫膈膜　141

dichotic listening　同步聆聽　209, 210

differential diagnosis　鑑別診斷　223～231

digastrics　二腹肌　143

direct therapy　直接治療　287

disordered coordination　動作失調　213, 220

disturbed feedback　回饋干擾　213

dysarthric　吶語　229

dysnomia　命名失語症　273

dysphagia　吞嚥困難　84

E

Education Standards Board　教育標準委員會　81

Education Standards Committee　教育標準小組　80

Education Testing Service　教育測驗服務社　81

elective mutism　選擇性緘默症　270

electroencephalography（EEG）　腦電圖測定　218, 228

electroglottography　聲帶電圖測定(喉部電子分析法)

　　148, 204, 210, 211

fundamental frequency　基本頻率　24, 146

G

general homology　整體對應　289

glottic closure reflex　聲門閉合反射　145

group – comparison approach　群體比較法　127

H

hard glottal attack　硬起聲　165

harmonic　諧音　17

harmonic to noise ratio　諧和音與噪音比值　148

Hertz (Hz)　赫茲　4

heuristic　啟發性　292

high – pass filter　高通濾波器　14

high – speed photography　高速攝影法　148

hoarseness　嗓音沙啞　149

holistic　整體性　284

homogeneity　同質性　8

homogeneous group　同質團體　284

hyperkinetic dysphonia　運動過度性發聲困難　165

hyperkinetic – slow voice disorder　緩慢型運動過度
嗓音異常　181

hyperkinetic – quick voice disorder　快速型運動過度
嗓音異常　181

hypoglossi – RLN anastomosis　舌下返喉神經
接合術　179

hypokinetic voice disorder　運動不足嗓音異常　181

I

P

U

V

溝通障礙系列 63020

語言病理學基礎（第一卷）

主　　編：曾進興
總 編 輯：林敬堯
發 行 人：洪有義
出 版 者：心理出版社股份有限公司
地　　址：231026 新北市新店區光明街 288 號 7 樓
電　　話：(02) 29150566
傳　　真：(02) 29152928
郵撥帳號：19293172　心理出版社股份有限公司
網　　址：https://www.psy.com.tw
電子信箱：psychoco@ms15.hinet.net
初版一刷：1995 年 7 月
初版十七刷：2024 年 1 月
I S B N：978-957-702-137-3
定　　價：新台幣 350 元